腎臓診療の

考具箱

臨床に役立つ148本

著 今井直彦 聖マリアンナ医科大学病院腎臓・高血圧内科
塚原知樹 つくばセントラル病院腎臓内科

メディカル・サイエンス・インターナショナル

Nephrologist's Mental Toolbox
First Edition
by Naohiko Imai, Tomoki Tsukahara

©2019 by Medical Sciences International, Ltd., Tokyo
All rights reserved.
ISBN 978-4-8157-0171-0

Printed and Bound in Japan

序文

　本書は腎臓内科の日常診療を腎生理，電解質，酸塩基平衡，高血圧，急性腎障害，慢性腎臓病，そして腎代替療法の7つに大別し，それぞれにおける腎臓内科医の視点やジレンマなどを可能な限り平易に紹介した書である。腎臓内科領域を勉強する医学生・研修医・専修医が本書を読めば，きっと腎臓内科医になった気になれることだろう。また，普段腎疾患をみる機会がない先生にも是非手にとって頂きたい。腎臓内科医との"会話"がより円滑になるはずである。

　腎臓内科領域で有名なブログ，renal fellow network（https://www.renalfellow.org）は，忙しい臨床の合間に短時間で何か1つについて学んだり，問題意識をもてることを目的として書かれている。本書のスタイルは，このrenal fellow networkを杜襲した。本書を読んだことをきっかけに，腎臓内科領域に興味をもってもらえたのなら，本書の目的は120％達成されている。

　本書は約150の「考具」を紹介している（残念ながら今回紹介することができなかった「考具」もまだまだ沢山ある）。いわゆる成書とは異なったスタイルで，読みやすく書くことをこころがけた。

　最後に，共著者となってくださった塚原知樹先生に御礼申し上げる。先生の「考具」なくして本書の完成はなかったと確信している。また，筆の遅い私を叱咤激励し，すばらしい編集をしてくださった株式会社メディカル・サイエンス・インターナショナルの水野資子氏に，深く感謝申し上げる。

2019年8月

今井直彦

序文

> 「もしハンマーしかもっていなければ，
> どんなものも釘のように扱いたくなるだろう」
>
> エイブラハム・マズロー（米国心理学者，1908〜1970）

　本書を手に取ったあなたが冒頭の引用句をご存知かは分からないが，「1つの道具だけでは全ての問題に対処することはできない」という経験ならあるだろう。腎臓診療もまた例外ではなく，「eGFR」のような基本的な概念にすら落とし穴があり，「尿蛋白定性」のような基本的な検査すらあてにならないことがある（いずれも本文を参照）。

　しかし，こうした気づきのなかで多様な考え方や知識（「考具」）を蓄積していくことこそが，腎臓診療の本質ともいえる。そして嬉しいことに，その過程は，ハイギョやクマの偉大さから，先人の苦労と功績まで（いずれも本文を参照），「すべてが釘」の世界では到底得られない驚きと感動に満ちている。

　「真珠」のような優美さはないかもしれないが，こうした考具は古くなっても廃れず役立ち（参考文献のなかには，100年以上前に書かれたものもある！），使い込むうち身体の一部のようになじむものだ。本書があなた自身の考具箱を豊かにして，マズローの考える最高欲求である「自己実現」に役立ったなら，著者としてこの上ない喜びである。

　最後になるが，効果的な助言により原稿の質を高めるだけでなく，チームとして本書完成まで鼓舞してくださった共著者の今井直彦先生と株式会社メディカル・サイエンス・インターナショナルの水野資子氏に，深く感謝申し上げる。また，執筆作業はそのほとんどが通勤電車の中で行なわれたので，そのような働き方を許してくれる現在の職場と家族にも感謝したい。

2019年7月

塚原知樹

目次

Part 1　腎生理

1　尿潜血陽性＝血尿とは限らない
ヘモグロビン尿やミオグロビン尿でも尿潜血は陽性となる —— 2

2　腎臓がなくなってもeGFRはあるの？
eGFRは，定常状態と筋肉量を前提にしている —— 4

3　FENaの落とし穴
FENaは塩分摂取量と腎機能の影響を受ける —— 6

4　尿蛋白定性をあてにするな
尿蛋白定性は尿の濃さに大きく影響される：必ず尿蛋白定量を行う —— 8

5　Ca濃度は10 mg/dL＝5 mEq/L＝2.5 mmol/L，ではイオン化Ca濃度は？
複雑な計算式の影に，先人の苦労あり —— 10

6　乏尿の定義はなぜ400 mL/日以下なのか？
尿量は溶質摂取量と尿浸透圧によって決まる —— 12

7　偏食は低Na血症の始まり
適切な溶質の摂取が尿量の維持には不可欠 —— 14

8　1日の溶質摂取量とされる600 mOsmの"600"はどこからくるか
尿中に排泄される溶質の半分は電解質，残りの半分は蛋白質による —— 16

9　自由水クリアランスを使いこなそう
尿量，尿電解質，血清電解質から腎臓が「真水」を捨てて/ためているかが分かる —— 17

10　なぜSIADHで尿酸値が下がるのか
尿酸による窒素排泄は水の節約となる（が，ヒトでは結石の元にもなる）—— 19

11　多尿のカクリ（Ca，K，Li）三兄弟
Ca, K, リチウムはいずれも多尿を起こすが治療可能 —— 22

12　アルドステロン・パラドクス
アンジオテンシンIIとWNK4によっても説明できるようになってきた —— 25

13 Gitelman症候群のミラー・イメージ，Gordon症候群
真逆の病像だが，前者はNCCの遺伝子異常，後者はそれ以外の
遺伝子異常で起こる —— 27

14 Cl⁻こそが，「塩(しお)の素」
NaClとNaHCO₃とでは，血圧や体液バランスへの作用が異なる —— 29

15 reset osmostat，RAA系の亢進，呼吸性アルカローシスを
合併するとき
腎臓内科医にとっても，妊娠から学べることは多い —— 31

16 冬眠中のクマはなぜ尿毒症にならないのか
その独自の仕組みはヒトにも応用できるかもしれない —— 33

17 RAA系あっての陸上生活
アルドステロンは，4億年前に水中でハイギョの仲間によって作られた —— 35

18 火星探査プロジェクト「MARS500」の意外な成果
ヒトにも，糖質コルチコイドを介した「塩を捨てて水をためる」
仕組みがある —— 37

19 Caの摂取がシュウ酸カルシウム結石の予防につながる
シュウ酸は腸管内でCaと結合し便中に排泄される —— 39

20 ミルク・アルカリ症候群からカルシウム・アルカリ症候群へ
活性型ビタミンD製剤の「シックデイルール」がカルシウム・アルカリ症候群の
予防に大事 —— 41

21 血清Mg値にだまされるな
血清Mg値が正常でも体内のMgが欠乏していることがある —— 42

Part 2　電解質（ナトリウム・カリウム）

22 desalination：まず尿をみよ
尿をみずして低Na血症の輸液を決めてはならない —— 46

23 そうだったのか，SIADH！
腎臓内科的には，「自由水」を捨てられない病気 —— 47

24 サケに学ぶ，SIADHの治療戦略
尿を希釈する？　それとも溶質を増やす？ —— 48

25 飲水制限は「言い値」ではない
飲水制限の設定には自由水クリアランスが目安になる —— 50

viii

26 **血清Na濃度の「キホンのキ」：Edelmanの式**
Kを補充するだけでNa濃度が上がる —— 52

27 **低Na血症の補正：その目標と限界を知っておこう**
低Na血症は過補正をしないことが最も大事 —— 54

28 **ビールに「おつまみ」がつくのにはワケがある**
「ビア・ポトマニア」の本態は溶質の摂取不足による水排泄障害 —— 56

29 **水飲みコンテストは死のゲーム**
大量の水を短時間で飲むと致死性の急性低Na血症となる —— 58

30 **病院を難破船にするな**
高Na血症はケアの質の低さの裏返し —— 59

31 **6リットルの勇気**
自殺目的による超急性・超重度高Na血症には5%糖液の超大量補液が
必要となる —— 61

32 **腎機能が正常ならばK摂取は無制限**
腎臓は1日に400 mEq以上のKを排泄できる —— 63

33 **薬剤性の高K血症を整理しよう**
そうすれば腎臓がK^+排泄する仕組みもおのずと分かる —— 65

34 **腸管によるK^+のフィード・フォワード**
細胞外液のK^+濃度を維持する，未解明の重要な仕組み —— 67

35 **低Mg血症は低K血症の始まり**
Mg^{2+}は集合管にあるROMKからのK^+排泄を抑制する —— 69

36 **そのKは，みせかけだ！**
偽性高K血症の診断には，正確な濃度測定が最も重要 —— 71

37 **細胞内外へのシフトによるK異常症を忘れてはいけない**
細胞内シフトによる低K血症はその治療に細心の注意が必要 —— 73

38 **高K血症の治療：New K's On The Block**
50年ぶりの経口カリウム吸着薬が日本でも治験中 —— 74

39 **K補充は過ぎたるは及ばざるが如し**
K補充は医原性の高K血症に注意 —— 76

40 **名馬の教えてくれた，高K性周期性四肢麻痺**
周期性四肢麻痺は低K血症と甲状腺機能亢進症に伴うものだけでない —— 78

ix

Part 3　酸塩基平衡

41　尿pHは宝の山
酸排泄能を反映したり，糖尿病発症を予測したりと，注目すべき点は多い
―― 82

42　Na^+-Cl^-の落とし穴：理論編
やはり酸塩基平衡の評価には AG と HCO_3^- が必要 ―― 84

43　Na^+-Cl^-の落とし穴：実践編
やはり病歴が最も重要（本音：血液ガスを測ろう！）―― 86

44　Stewart法からみた輸液
Stewart法では，強イオン差ゼロの生理食塩液は酸性 ―― 88

45　簡易Stewart法を使ってみよう
簡易Stewart法では代謝性酸塩基平衡異常の定量的視点を得られる ―― 90

46　HCO_3^-必要量の計算式のピットフォールを知ろう
計算式を過信せず少量ずつ補充していくことが電解質補正の大原則 ―― 92

47　カチオンは陽イオン，アニオンは陰イオン
覚え方と語源，そして陰陽思想のありがたさを知ろう ―― 94

48　フレンチ・ライラックの花咲く頃
欧州を中心とした，CKD患者におけるメトホルミンの適応を拡大する
動き ―― 96

49　カメの甲羅が守るもの
非生理的な高乳酸血症を生き抜くための強力な緩衝剤でもある ―― 98

50　重曹か，透析か？
ICU患者への重曹輸液の是非は未決着 ―― 100

51　H^+は現金，NH_4^+はクレジットカード
アンモニアによる酸の排泄は便利だが，複雑で「ツケ」がまわる ―― 102

52　1分でわかるRTA
腎臓嫌いをなくすため，わかりやすいエッセンスを用意しておこう ―― 105

53　タイニー・ティムは1型RTAだった？
「治療に最もお金がかからない病気」を，しっかり見つけよう ―― 107

54　酸塩基平衡の恒常性とDCAD
摂取する酸とアルカリの量は，ヒトを含むすべての動物にとって重要 ―― 109

55 酸負荷・酸排泄量の指標：PRAL・NEAP・NAE
大切な概念だが測定は意外と難しく，簡便な臨床応用が待たれる —— 111

56 CKD患者こそ野菜や果物を摂取すべき？
野菜や果物に含まれるアルカリにもCKD進行抑制効果がある —— 113

57 代謝性アルカローシスは腎臓の病気
腎臓は本来，きわめて大きなHCO_3^-排泄能力をもっている —— 115

58 利尿薬使用とGitelman症候群を見分けるには
病歴のほかに，複数回の尿Cl^-濃度測定が有効 —— 117

Part 4 急性腎障害・輸液

59 腎臓はもはやinnocent bystanderではない
AKIの予防，早期発見，早期治療が重要 —— 120

60 血清Cr値の上昇を軽視するな
たとえわずかで一過性でも，血清Cr値の増加は生命予後を
大きく落とす —— 122

61 AKIのシナリオは3つ
完全回復，CKDへの進行，CKDの増悪の3つのシナリオがある —— 124

62 AKIは退院後のフォローも大事
AKIサバイバーもAMIサバイバーと同様に，専門医外来でのフォローが
適切である —— 126

63 尿量は必ずしも腎機能の指標とはならない
尿が出ていても腎機能が正常とはいえない —— 128

64 Time is HEART, Time is KIDNEY
AKIもAMIと同様の緊急疾患である —— 130

65 腎臓に良い加圧トレーニング？
虚血後再灌流によるAKIを予防できるかもしれない —— 132

66 RAS阻害薬のシックデイルール
シックデイにはRAS阻害薬の内服中止を指示する —— 134

67 フロセミドを静注してみよう
フロセミドへの反応は腎予後を予測する —— 136

68 CRP同様，血清Cr値が正常化するまで入院を継続する必要はない
血清Cr値は「真のGFR」の改善に遅れて低下する —— 137

xi

69 痛くなくても腎アンギーナ
できるだけ早期にAKI患者を診断し治療する試み —— 139

70 NSAIDsとRAS阻害薬の併用は最悪の組み合わせ
NSAIDsとRAS阻害薬は，それぞれ輸入細動脈の拡張と輸出細動脈の
収縮を阻害する —— 141

71 血圧が正常でも虚血性AKIとなりうる
動脈硬化の強い高齢者は正常血圧虚血性AKIのハイリスク群 —— 143

72 尿蛋白クレアチニン比の落とし穴
AKI発症時の尿蛋白クレアチニン比は尿蛋白を過大評価する —— 144

73 尿中好酸球をあてにするな
尿中好酸球の増加は多くの疾患で認められ，AINで必ずしも認められない
—— 145

74 renalism：過剰な腎保護
腎臓よりも，命が大事 —— 147

75 ヘビ，レプトスピラ，毒グモと腎臓内科
AKIも地域により特色がある —— 148

76 INR＞3を無視するな
AKIの「新しい」原因：ワルファリン関連腎症 —— 150

77 「肝腎」と「心腎」の「肝心」な違い
肝腎症候群は重篤な病態で，早期の治療が不可欠 —— 152

78 1つでも「正常」な腎臓があれば血清Cr値は2mg/dLを超えない
血清Cr値が高値のときは両方の腎臓に障害が起きている —— 154

79 バンコマイシンとタゾバクタム・ピペラシリンの併用はAKIに注意
バンコマイシンとの組み合わせに特に注意すべき抗菌薬がある —— 155

80 輸液の歴史：コレラ
200年近く前に，輸液の合理性を信じ実践した最初の医師たちがいた —— 157

81 輸液の歴史：0.9％NaCl液
生理的でもノーマルでもないこの輸液の歴史は，実は謎に包まれている —— 159

82 輸液をめぐる代理戦争とその後
晶質液と膠質液の使用には，現在でも国や地域，時代によって偏りがある
—— 161

83 ほんとうは怖い「生食」
0.9％NaCl液は，非生理的であることを意識した上で選択しよう —— 163

84 あなたはDr.コトーになれるか
"dehydration"と"volume depletion"で必要な輸液は異なる —— 166

Part 5　慢性腎臓病

85 CRFからCKDへ
定義が明確で，公衆衛生的で，分かりやすい用語に —— 170

86 "renalism"にかわる，"realism"を求めて
CKDステージ4以上の冠動脈疾患をどう治療すべきか，その答えは未だ
出ていない —— 172

87 AKI？　いえ，CKDです……！
末期腎不全に至ってから受診する例は
日本でも後を絶たず，早期発見と介入に向けた取り組みが不可欠 —— 174

88 PPIで気をつけるべきはAINだけではない
PPIの長期投与はCKDの発症にも注意する —— 176

89 尿蛋白は予後不良のハイリスク
蛋白尿があると腎予後だけでなく生命予後も悪い —— 178

90 「CKDにはRAA系阻害薬」の限界
RAA系阻害薬が推奨されないCKD患者もおり，新たな治療戦略が
望まれる —— 179

91 バルドキソロンこそ"million-dollar answer"？
抗炎症作用をもちGFRを上昇させるが，心不全やアルブミン尿増悪の
検証も必要 —— 181

92 CKD診療は集学的治療
チェックリストを活用して「モレ」をなくそう！ —— 184

93 多職種の助けを借りよう
多職種によるチーム医療がCKDの進行抑制に有効 —— 186

94 塩分の味覚障害は教育入院でなおそう
減塩食を食べることで塩分感知の閾値が改善する —— 187

95 CKD患者にもアクティブに身体を動かしてもらおう
適度な運動はCKD患者の生命予後・腎予後を改善する —— 188

96 全力疾走のあとは，立ち止まって考えよう
SPRINT studyの結果をCKD患者にあてはめる際にはいくつかの注意が必要
—— 190

97 体液量の評価は，体重（キログラム）から
さまざまな評価方法が提案されているが，体重計が引き続き重要なことに
変わりはない —— 192

98 透析を遅らせるサプリ？
再び注目される超低蛋白食＋KA/EAAサプリメントだが，低栄養に注意が必要
—— 194

99 ネコには小判より赤ワインをあげましょう？
TMAOをはじめとした赤身肉の代謝産物は，動脈硬化や腎障害の進行に
関与している可能性がある —— 196

100 リン（P）は第2のコレステロールなのか？
相関はあるが，RCTでの予後の改善は示されていない —— 198

101 賢者の石，リン
さまざまな食品にこっそり添加されており，探し出すには工夫と多職腫の
協力が不可欠 —— 200

102 下げるか，下げないか，それが問題？
CKD外来の「あるある」なジレンマ，無症候性の高尿酸血症 —— 202

103 Mgは大切な孤児
血中Mg濃度と腎予後・心予後は相関する —— 204

104 尿路結石はできたら壊せばいい，というスタンスではいけない
尿路結石もCKDのリスク因子である —— 206

105 「水の神話（water myth）」は正しいか？
適切な飲水量は腎機能や不感蒸泄量により異なる —— 208

106 減塩は高血圧患者のためのみならず
減塩は高血圧だけでなくカルシウム結石の予防にも重要である —— 210

107 尿酸結石を再発させてはいけない
尿酸結石の予防には尿pHが最も重要である —— 212

Part 6　腎代替療法

108 RRT離脱の目安は「意味のある」尿
尿量のほかに，血清Cr値の推移がその「意味」の有無の目安となる
—— 214

109 AIUEO＋妊娠
末期腎不全患者が妊娠したら透析を始めよう —— 215

110 アシドーシスより怖いアルカローシス
透析によるアシドーシスの補正時は，アルカローシスなどの害にも注意が必要
―― 216

111 腎臓の代わりは，やはり腎臓
CRRTでは透析液濃度に向けてK，P濃度が容赦なく下がる ―― 218

112 溢れる泉の水を汲みつくすことはできない
乳酸アシドーシスや高アンモニア血症では，「数字をよくする」透析よりも根治的な治療を ―― 219

113 肌にはよいが，身体には悪い？
尿毒症のマーカーにすぎないと考えられてきた，尿素そのものの害が
明らかになってきた ―― 221

114 抜けるかどうか，抜け目なく確認！
透析性を規定するのは分布容積，分子量，血中蛋白結合率の3点 ―― 223

115 体液過剰：肺と腎臓，どちらのためにもならない
%FOによる体液過剰の評価など，新しい試みも始まっている ―― 225

116 「造影剤による溢水」は都市伝説
造影剤による細胞外液量の増加はわずかである ―― 227

117 透析患者は週初めが「要注意」
週初めは透析患者の入院率や死亡率が高い ―― 229

118 内服薬中のリンも無視できない
ポリファーマシーが高P血症の増悪の一因となっている可能性がある ―― 231

119 透析の歴史：神の委員会
透析医療が教えてくれる，生命倫理と私たちのリアルで痛切な接点 ―― 233

120 棺を開けてまで透析することはないが……
超高齢化社会を受けて終末期の透析療法を真剣に考えていく必要がある ―― 235

121 末期腎不全患者の緩和ケア，"too little, too late"？
今後は腎臓内科医にも，緩和ケアの知識経験が求められるだろう ―― 237

122 腎移植に対する患者の誤解をなくそう
血液型，費用，適応の3つが誤解トップ3である ―― 239

123 医療費にも優しい腎移植
腎移植の総医療費は透析よりも安い ―― 240

124 日本の透析患者の生命予後は世界一：それでも腎移植には
勝てない
末期腎不全患者の生命予後は腎移植が最もよい —— 242

125 腎移植はライフプランニング
移植腎は「一生もの」ではない —— 244

126 腎移植患者は妊娠する
妊孕性の回復は腎移植の恩恵の1つ —— 246

127 免疫抑制剤は安易にジェネリックにしない
ジェネリックは先発品とは「別の薬」—— 248

128 腎移植患者へのなにげない抗菌薬の処方がAKIを惹起する
腎移植患者へのマクロライド系抗菌薬はアジスロマイシンを！ —— 250

129 腎移植の可能性を広げる利他的ドナー
ひとりの善意の提供がドミノ的に何組もの腎移植を可能にする —— 251

Part 7　高血圧

130 あなたは減塩，賛成派？
INTERSALT studyを再検証したPURE study，塩の害を数字にした
NATRICODE study —— 254

131 あなたは減塩，反対派？
極端な減塩は死亡率上昇と相関する —— 256

132 食塩摂取量というブラックボックス
蓄尿できれば一番いいが，そうでなければ尿Na^+や推定式の活用を
—— 258

133 減塩できないならKを多めに摂取しよう
DASH食による降圧効果は，減塩できていない人に特に有効 —— 260

134 古くて新しい武器，K
基礎・臨床データともに揃ってきたKの心血管系への保護作用 —— 262

135 炭酸脱水酵素阻害薬から始まる利尿薬の歴史
利尿薬の始祖ともいえる元・抗菌薬は，現在も利尿薬抵抗性の
心不全などで活躍している —— 264

136 議論されない不思議：ACE阻害薬とARB
すべての国と地域でARBが第1選択なわけではない —— 266

137 ヒドロクロロチアジド（HCTZ）はRCTのかませ犬？
サイアザイド系利尿薬の第1選択はクロルタリドン（chlorthalidone）——— 268

138 「テーラーメイド」か，"one-size-fits-all"か
「4種混合」降圧薬という，公衆衛生学的な試み ——— 270

139 腎動脈狭窄へのステント留置：もう終わり？
複数のRCTで否定されたが，有効な患者群がいるのも事実であり，
その見極めが課題 ——— 272

140 高血圧をビビッと根治できるか
腎動脈の交感神経遮断は，現在も治験進行中である ——— 274

141 高血圧をワクチンで治療!?
ヒトでの降圧ワクチンの治験が始まっている ——— 276

142 NSAIDsは副作用の宝庫
NSAIDsは高血圧や高K血症にも注意 ——— 278

143 血圧が下がる心タンポナーデ，血圧が上がる腎タンポナーデ
腎タンポナーデ（Page kidney）は二次性高血圧の原因となる ——— 280

144 血圧のfine tuning には圧受容体が大切
乱高下する高血圧患者をみたら，頸部の外傷や放射線治療歴などにも注意する
——— 282

145 ステロイドが高血圧に効く!?
サイアザイド系利尿薬による著明な低K血症が，
GRA診断の手がかりになる ——— 284

146 ネフロン・エンダウメントとSNGFR
腎疾患や血圧についての病態生理を説明する重要な概念 ——— 286

147 腎臓は匂いを嗅いでいる
腎臓に分布する嗅覚受容体は，レニン産生を亢進している可能性がある ——— 288

148 マナティーと妊娠高血圧腎症
妊娠高血圧腎症にはsFlt-1などのさまざまな血管新生亢進・阻害因子が
関与している ——— 290

索引 ——— 293

注意

本書に記載した情報に関しては，正確を期し，一般臨床で広く受け入れられている方法を記載するよう注意を払った。しかしながら，著者ならびに出版社は，本書の情報を用いた結果生じたいかなる不都合に対しても責任を負うものではない。本書の内容の特定な状況への適用に関しての責任は，医師各自のうちにある。

　著者ならびに出版社は，本書に記載した薬物の選択，用量については，出版時の最新の推奨，および臨床状況に基づいていることを確認するよう努力を払っている。しかし，医学は日進月歩で進んでおり，政府の規制は変わり，薬物療法や薬物反応に関する情報は常に変化している。読者は，薬物の使用に当たっては個々の薬物の添付文書を参照し，適応，用量，付加された注意・警告に関する変化を常に確認することを怠ってはならない。これは，推奨された薬物が新しいものであったり，汎用されるものではない場合に，特に重要である。

Part 1

腎生理

尿潜血陽性＝血尿とは限らない

ヘモグロビン尿やミオグロビン尿でも尿潜血は陽性となる

尿潜血が陽性であれば，尿中に赤血球が存在する，すなわち血尿であると考えるのが普通ではあるが，実は尿中に赤血球が存在しなくても「陽性」（すなわち偽陽性）となる場合があることに注意が必要である。

尿潜血「陽性」の機序から，なぜそのような事が起こるのかをみてみたい。尿潜血試験紙法はグロビン蛋白のペルオキシダーゼ作用を利用しているが，この試験紙法では赤血球中のヘモグロビンに加え，遊離ヘム蛋白も検出する。そのため，血管内溶血によるヘモグロビン尿や横紋筋融解症によるミオグロビン尿でも「陽性」となるのである。

では，真の血尿をどう鑑別するか。血尿，ヘモグロビン尿，ミオグロビン尿の鑑別には，尿沈渣と血清の色調の確認が有用である（図）。尿沈渣で赤血球を認めれば，血尿であると確認できる。赤血球を認めない場合はヘモグロビン尿かミオグロビン尿であり，血清が赤ければヘモグロビン尿，透明であればミオグロビン尿である。なお真の血尿はわずかな血液の混入で肉眼的血尿となる。尿1Lに数mLの血液の混入で淡赤色となり，5mLの血液が混入していれば鮮明な赤色尿となる。

尿検査は簡便かつ安価であり，侵襲なしに，腎臓を含む全身状態についての情報を得ることができる必須の手法である。それだけに，そのピットフォールも十分に理解しておきたい。

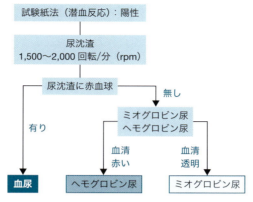

図 「真の血尿」の鑑別法

参考文献

1. 今井直彦。尿検査―腎疾患評価の基本。Hospitalist。2014；2：11-21

腎臓がなくなってもeGFRはあるの？

eGFRは，定常状態と筋肉量を前提にしている

　Cr値は血液検体の遠心分離を必要とする生化学検査で測定される場合，結果が出るまで1時間程度かかってしまう。しかし，Crを迅速に測定できる血液ガス機器は存在する。血液ガスやその他の原理も用いた測定機器で，あまり普及はしていないが，日本を含め世界で複数発売されている[1]。

　ただし，どんな方法であれ，得られたCr値から計算されたeGFRを解釈するときには，いくつかの注意が必要だ。例えば，あなたの腎臓を（単腎でないと仮定して）2つとも取り去ったとしよう。取り去った直後の，あなたの血中Cr濃度は生化学検査でも迅速検査でもおそらく正常だろう。仮に0.5 mg/dLとすると，このときのeGFRは計算上，100 mL/分/1.73 m² 以上になる。

　……もちろん，実際の値はそんなはずはない。腎臓をもたないあなたのGFRは「ゼロ」だ。

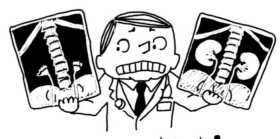

この例は，Cr値によるeGFR計算における2つの前提の1つを示している。すなわち，GFRは腎機能が一定の状態を前提にしているということだ。だから，Cr値が日々上下している入院中などの場合は，検査室で自動計算してくれるeGFRを鵜呑みにはできないのである。

そしてもう1つの前提は，よく知られているとおり，筋肉量の問題だ。eGFRは患者がその年齢・人種・性別における平均的な筋肉量（すなわちCr量）をもっているという前提で計算される。したがって，平均よりも筋肉量の少ない患者では実際よりも腎機能をよく見積もり，多い患者では悪く見積もることになる。

どれだけ速くCr値が測定できたとしても，そこから計算されたeGFRを解釈する際には，上述の「2つの前提」を忘れないことが大切だ。

GFR：糸球体濾過量（glomerular filtration rate），eGFR：推算糸球体濾過量（estimated glomerular filtration rate）

参考文献

1. Shephard MD. Point-of-care testing and creatinine measurement. *Clin Biochem Rev*. 2011; 32: 109-114. PMID: 21611085

3

FENaの落とし穴

FENaは塩分摂取量と腎機能の影響を受ける

　FENaは尿細管機能を反映する。したがって，FENaを調べることは，AKIが腎前性か腎後性かを鑑別するのに有用である。FENaは腎臓（糸球体）で濾過された総Na量のうち，尿へ排泄されたNa量の割合であり，通常FENa＝（尿Na/血清Na）/（尿Cr/血清Cr）で計算される。ここにCCr＝尿Cr×V/血清Crより，尿Cr/血清Cr＝CCr/Vを代入すると，FENa＝（尿Na/血清Na）/（CCr/V）＝尿Na×V/血清Na×CCrとなるが，こちらの式はFENaの「落とし穴」を考える上で有用である。なお，尿中へのNaの排泄量はNa摂取量と同量と仮定している（次頁の数式参照）。

　腎機能正常の健常者（血清Na濃度140 mEq/L，GFR 100 mL/分＝144 L/日）を例にみてみよう。糸球体で濾過されるNa量は，140×144＝約20,000 mEqである。1日12 gの塩（約200 mEqのNa）を摂取していると，尿中にほぼ同量のNaの排泄が必要となり，FENa＝200÷20,000×100＝1％となる。つまり，腎機能が正常で塩分を12 g摂取しているとFENaは1％程度である。この値を基準として，AKIにおいてFENaが1％以下ならば腎前性AKIであると考えるわけだが，ここにいくつかのピットフォールがある。

　まず，FENaは塩分摂取量の影響を受ける。1日6 g（約100 mEq）の減塩食を摂取している場合，GFRが不変であれば，FENa＝100÷20,000×100＝0.5％となる。つまり，減塩食を摂取していると，腎前性AKIがなくてもFENaの値からは「腎前性AKI」とみなされてしまう。このように，FENaは塩分摂取量に大きく影響を受ける。

　また，FENaは腎機能の影響を受ける。CKDがありGFRが1/10になると，糸球体で濾過されるNa量も1/10となり，20,000×1/10＝2,000 mEqとなる。塩分摂取量が同じ場合，FENa＝200÷2000×100＝10％となる。GFRが低下したCKDではFENaの基準値が上昇しており，逆にFENaが数％でも「腎前性AKI」である可能性がある。

$$\text{FENa} = \frac{\text{排泄 Na 量}}{\text{濾過 Na 量}} = \frac{\text{尿 Na} \times \text{V}}{\text{血清 Na} \times \text{GFR}}$$

FENa：尿Na分画排泄率（fractional excretion of sodium），AKI：急性腎障害（acute kidney injury），CCr：クレアチニンクリアランス（creatinine clearance），V：1分間尿量（単位はmL／分），GFR：糸球体濾過量（glomerular filtration rate），CKD：慢性腎臓病（chronic kidney disease）

参考文献

1. Steiner RW. Interpreting the fractional excretion of sodium. *Am J Med.* 1984; 77: 699-702. PMID: 6486145

尿蛋白定性をあてにするな

尿蛋白定性は尿の濃さに大きく影響される：
必ず尿蛋白定量を行う

　尿蛋白定性は，尿の濃さに大きく影響される。健診で尿蛋白の偽陽性が多いのはこのためである。健診前日の夜からの禁飲食下で行われる尿検査では尿が濃くなっており，尿蛋白濃度も濃くなっている（もちろん，本当に蛋白尿が認められる患者もいる）。いずれにせよ，尿蛋白をきちんと評価するには定量評価が必要となる。具体例でみてみよう（表）。

　例えば①と②は同じ「定性1＋」だが，尿の濃さが異なるため，実際の尿蛋白の量は大きく異なる。また，蛋白尿を認めている患者の尿中蛋白量の推移は尿蛋白定性でみることはできないため，必ず随時尿による尿蛋白定量で経過を追う必要がある。例えば尿所見が表中の③から④になったとする。尿蛋白定性では「2＋」から「3＋」に増えているが，尿蛋白定量を行うと，実際には蛋白尿は3.3gから2gに減っていることが分かる。

　また，尿蛋白定性はアルブミンを検出しており，グロブリンやベンスジョーンズ蛋白などは検出されない。尿蛋白定量を測定して初めて，尿中でのその存在に気づくことができる。

試験紙法	随時尿		
尿蛋白定性	尿蛋白濃度 mg/dL	尿中 Cr 濃度 mg/dL	尿蛋白／Cr 比 g/gCr
❶ 1+	30	30	1.0
❷ 1+	30	150	0.2
❸ 2+	100	30	3.3
❹ 3+	300	150	2.0

表　尿蛋白定性は必ずしも実際の尿蛋白とは相関しない

参考文献

1. Iseki K1, Ikemiya Y, Iseki C, et al. Proteinuria and the risk of developing end-stage renal disease. *Kidney Int*. 2003; 63: 1468-1474.　PMID: 12631363

5

Ca濃度は10 mg/dL＝5 mEq/L＝2.5 mmol/L，ではイオン化Ca濃度は？

複雑な計算式の影に，先人の苦労あり

　明治時代の農学校といえば，札幌農学校をまず思い出すかもしれない。招聘された米国人教師ウィリアム・S・クラーク（William S. Clark, 1826〜1886）の言葉 *"Boys, be ambitious!"* はあまりにも有名だ。一方東京では，ドイツ人研究者オスカル・ケルネル（Oskar Kellner, 1851〜1911）らを招いた駒場農学校で農芸化学研究が発展した[1]。

　血中カルシウムの一部が半透膜を透過せず，蛋白に結合している可能性があることを1911年に世界で初めてドイツ語雑誌 *Biochemische Zeitschrift* に発表した論文[2]の第2著者に，ベルリンにいた D. Takahashi 博士の名がある。筆者はこの「タカハシ博士」が誰かを突き止められなかったが，ケルネル先生の紹介で留学した日本人研究者だったのではないかと推察している。

　現在では，血中のカルシウムは39.5％が蛋白結合，46.9％がイオン化し，13.6％が diffusible calcium complexes（細胞膜などを透過できる状態）であることが分かっている[3]。つまり「イオン化カルシウム」は血中総カルシウムの約半分であり，このことは血中カルシウム濃度(mg/dL)をイオン化カルシウム濃度(mEq/L または mmol/L)に変換する際にきわめて重要になる。

　カルシウムの原子量は40，そしてイオンは Ca^{2+} で2価イオンだ。だから，計算しやすい10 mg/dL（100 mg/L）を例にとると，mmol/L換算では「100わる40」で2.5 mmol/Lになる。そして1 mmolのカルシウムは2 mEq分荷電しているので，2.5 mmol/Lは「2.5かける2」で5 mEq/Lになる。その約半分がイオン化しているので，イオン化カルシウム濃度は1.25 mmol/L（または2.5 mEq/L）程度となる。

　私たちが何気なく「約半分」にする背景に，異国で研究に励んだ先人の苦労があると思えば，混乱しやすいカルシウムの単位変換も容易に感じられるかもしれない。

参考文献

1. 熊澤喜久。キンチ，ケルネル，ロイブと日本の農芸化学曙時代　後編。科学と生物 2013；51：638-644

2. Rona P, Takahashi D. Über das verhalten des calciums in serum und über den gehalt der blut-körperchen an calcium. *Biochemische Zeitschrift* 1911; 31: 336-344.

3. Moore EW. Ionized calcium in normal serum, ultrafiltrates, and whole blood determined by ion-exchange electrodes. *J Clin Invest*. 1970; 49: 318-334.　PMID: 4983663

6

乏尿の定義は
なぜ400 mL/日以下なのか？

尿量は溶質摂取量と尿浸透圧によって決まる

　乏尿（oliguria）は400 mL/日以下と定義されるが，この「400 mL/日」という数字はどこからきたのだろうか？　それを理解するには，尿量がどのように決まるかを理解する必要がある。

　尿量は飲水量によって大きな影響を受けるが，厳密には水分摂取量が尿量を決めているわけではない。尿量は摂取した溶質の量と尿浸透圧によって調節され，その結果として，通常は水分摂取量に応じた尿量となっている。つまり，塩分や蛋白質といった溶質をきちんと摂取し，その一方で尿浸透圧を調節できることが，尿量の維持に重要なのである。

　ホメオスタシスの観点からは，摂取している溶質の量と同じだけの溶質を尿中に排泄する必要がある。通常は1日の溶質の摂取量は600 mOsmであり，つまり600 mOSmの溶質を尿中に排泄する必要がある。尿の最大濃縮力は約1,200 mOsm/kgH$_2$Oであるため，600 mOsmの溶質を排泄するには，最低でも600÷1,200＝0.5 Lの尿量が必要となる（表）。乏尿は400 mL/日以下と定義されるが，つまりこれは，最も濃い尿を出したとして，体内に溶質の蓄積を起こさない尿量であることが分かる。尿の濃縮能力が障害されている場合は，さらに多くの尿量が必要となり，乏尿でなくても溶質の蓄積が始まっていく。

摂取した溶質の量 （mOsm）	尿浸透圧 （mOsm/L）	尿量 （L）
600	1,200	0.5
600	600	1.0
600	300	2.0
600	200	3.0

表　尿浸透圧と尿量の関係
尿量＝摂取した（排泄される）溶質の量÷尿浸透圧　として算出される。

参考文献

1.　Paul L. Kimmel, Mark E. Rosenberg. *Chronic Renal Disease*. 1st Ed. Elsevier, 2014

腎生理

偏食は低Na血症の始まり

適切な溶質の摂取が尿量の維持には不可欠

　尿量は食事などに由来する溶質摂取量と尿浸透圧によって決まり（p12,「乏尿の定義はなぜ400 mL/日以下なのか？」参照），その溶質の元として大事なのは塩分と蛋白質である。このため，偏食により溶質摂取量が低下すると，尿浸透圧の調節によって排泄できる尿量にも制限が生じる。例えば溶質摂取量が1日200 mOsmまで低下すると，尿浸透圧の調節機能が正常だとしても，尿量は最大でも4 Lとなる（表）。つまりこの場合，4 L以上の水分摂取で「水分過剰摂取」となり，結果として低Na血症を引き起こす。

　低Na血症の原因となる偏食として有名なものは次の3つである。
・tea and toast diet：毎食をトースト程度ですませるタイプの偏食
・beer potomania（ポトマニア）：ビールなどのアルコールを多飲し，食事を取らないタイプの偏食
・crash diet potomania：短期間で体重を激減させることを目的とした厳しい食事制限

　それぞれ，紅茶を飲む高齢の婦人，アルコール依存症，ダイエット中毒……と各患者のイメージは大きく異なるが，その低Na血症となる機序は共通している。

摂取した溶質の量 （mOsm）	尿浸透圧 （mOsm/L）	尿量 （L）
200	1,200	0.17
200	600	0.33
200	300	0.67
200	200	1.0
200	100	2.0
200	50	4.0

表　尿量は摂取した溶質の量に影響を受ける[1]
1 日に 200 mOsm の溶質を摂取している場合

参考文献

1. Fox BD. Crash diet potomania. *Lancet*. 2002; 359: 942.　PMID: 11918914

8

1日の溶質摂取量とされる600 mOsm の"600"はどこからくるか

尿中に排泄される溶質の半分は電解質, 残りの半分は蛋白質による

　一般的な食事をしていると, 溶質を1日に600 mOsm排泄しているとされる。この600 mOsmという値は溶質と尿量の計算の際によく使うが, ではこの600という数値はどこからきたのだろうか。定常状態では尿中に排泄される溶質の量は摂取している溶質の量と考えることができ, 電解質と蛋白の2つに分けて考えると分かりやすい。

　まず電解質であるが, 尿中には多くの電解質が排泄されており, 主な陽イオンはNa^+, K^+, Ca^{2+}, Mg^{2+}である。例えば, Na^+を100 mEq（＝100 mOsm）, K^+を70 mEq（＝70 mOsm）, Ca^{2+}を200 mg（＝5 mOsm）, Mg^{2+}を4 mOsm摂取しているとすると, 溶質の量は$Na^+＋K^+＋Ca^{2+}＋Mg^{2+}＝100＋70＋5＋4＝179$となる。電気的中性を考慮すると, 陰イオンも同じだけ存在するので, 溶質の量を計算するときには陽イオンの量を2倍する必要がある。つまり, 電解質による溶質の量は$179×2＝358$ mOsmとなる。

　次に蛋白質であるが, 1 g/kg/日の蛋白質を摂取しているとすると, 70 kgの人は70 gの蛋白質を摂取している。蛋白質の15％は窒素であり, さらにその80％が尿素となる。つまり$70×0.15×0.8＝8.4$となり, 70 gの蛋白質を摂取すると, 尿素は8.4 gとなる。この8,400 mgを28で割り, 300 mOsmとなる。

　以上より, 電解質と蛋白質による溶質の量は$358＋300＝658$ mOsmとなる。もちろん溶質摂取量が低くなる「偏食トリオ」(tea and toast diet, beer potomania, crash diet potomania)や, 異化が亢進している場合などでは, この限りではない。

9

腎生理

自由水クリアランスを使いこなそう

尿量，尿電解質，血清電解質から腎臓が 「真水」を捨てて/ためているかが分かる

　腎臓内科用語の「クリアランス」は通常，「ある物質が単位時間あたり，どれだけの血液から除かれたか」を意味する。そのため，ゼロになることはあっても負の値になることはないはずだ。しかし，「自由水クリアランス（C_{H_2O}）」は負の値をとることがある。これは，C_{H_2O}に「除かれる」場合と「たまる」場合のどちらもありうるからだ。C_{H_2O}は「尿中の全ての溶質を等張尿で排出した場合の尿量（X）」と実際の尿量と比較したものだ。Xより尿量が多ければ自由水を「捨てた」ことになりC_{H_2O}は正の値をとるが，少なければ自由水を「ためた」ことになり，C_{H_2O}は負になる。

　ではXをどう求めるか？　尿中の全ての溶質は，尿量（V）×尿浸透圧（U_{osm}），そして等張尿は血漿浸透圧（P_{osm}）と等しい濃度だから，$V \times U_{osm} \div P_{osm}$で求められる。なお「$V \times U \div P$」といえばお馴染みクリアランスの式で，Xは「浸透圧クリアランス（C_{osm}）」ともいう。C_{H_2O}はVとC_{osm}の差であり，

$$C_{H_2O} = V - C_{osm}$$
$$= V - V \times U_{osm} \div P_{osm}$$
$$= V(1 - U_{osm} \div P_{osm})$$

となる。なお，浸透圧物質の中でも浸透圧差に影響するのは電解質だけである（尿素や糖は細胞内外を自由に移動する）ことから，実際の臨床では電解質だけを考慮した「電解質を含まない水のクリアランス（EFWC）」が用いられる。難しいことはなく，上式U_{osm}に尿Na＋尿K，P_{osm}に血清Na濃度を当てはめればよい（陰イオンは同数と仮定してある）。

$$EFWC = V \times [1 - (尿Na + 尿K) \div 血清Na]$$

　形而上学的な「クリアランス」に，さらにひねりを加えた「自由水クリアランス」は，聞いたことのない外国語のように思えるかもしれない。しかし，Na異

17

常症，特に低Na血症の治療に当たってはこのEFWCの理解が必須である。な
ぜなら，高Na血症や低Na血症の診療では腎臓がどれだけの自由水を捨てて/
ためているかを知る必要があるからだ(p50，『飲水制限は「言い値」ではない』も参
照)。これを機会に，あなたの患者さんにもEFWCを使ってみてはいかがだろ
うか。

EFWC：electrolyte-free water clearance

参考文献

1. Berl T. Impact of solute intake on urine flow and water excretion. *J Am Soc Nephrol.* 2008; 19: 1076-1078.　PMID: 18337482

なぜSIADHで尿酸値が下がるのか

尿酸による窒素排泄は水の節約となる
（が，ヒトでは結石の元にもなる）

SIADHでは尿酸値が下がることはよく知られており，診断基準の補助項目にも含まれているほどだ。その機序も，ADHによって近位尿細管でバソプレシンV_1受容体を介して尿酸排泄が増えることまでは推察されているし[1]，尿酸排泄の指標FE_{UA}はADH分泌のよいマーカーとしてSIADHの診断率を大幅に向上させることが分かっている[3,4]。

この現象は，進化の過程から考えても説明可能だ。尿酸排泄の最大の利点は，水分の節約だ。同モルの窒素を排泄するのに，尿素はアンモニアの約1/10の水が必要なのに対し，尿酸は約1/50の水しか使わない[2]。それどころか，尿酸は水に不溶であり，尿も膀胱も必要としない。このことは，例えば飛翔のために軽量化が欠かせない鳥類にとって好都合だ。

ヒトにとっても，尿酸排泄は尿素として排泄される窒素を少しでも減らし水を節約することにつながる。例えば1日尿素排泄が500 mOsmとすると，尿を最大濃縮（1,200 mOsm/L）しても500/1,200＝400 mLの尿が必要だ。これが尿酸排泄が増えて尿素が300 mOsmになれば，300/1,200＝250 mLの尿さえあればよく，150 mLの水が節約できることになる（p12，「乏尿の定義はなぜ400 mL/日以下なのか？」参照）。

ではなぜ哺乳類は尿素排泄を選択したのだろうか？　尿素排泄の利点は，エネルギーの節約にある。尿素は1分子あたり高エネルギーリン酸結合4個で合成でき，しかも合成経路は回路になっている。また，尿素排泄は胎児の老廃物を胎盤から母体側に容易に回収でき，胎生に都合のよいシステムでもある（卵生で尿酸排泄から尿素排泄に移行するカモノハシは，その途中段階なのだろう）。

このようにエネルギーと水の節約を両立したADHによる尿酸排泄の促進であるが，ヒトにおいては尿酸結石というリスクを高めてしまうという欠点もある（ヒトを含む類人猿にはウリカーゼ遺伝子がない）。ヒトもまた，環境にあわせて長短あるいくつかの戦略の1つを選ぶ（fitness trade-off）が，どの選択も完璧に

はなりえない（constraints on perfection）という進化論の宿命には逆らえないのだ
ろうか。

SIADH：抗利尿ホルモン分泌異常症候群（syndrome of inappropriate secretion of antidiuretic hormone），ADH：抗利尿ホルモン（antidiuretic hormone），FE_{UA}：尿中尿酸排泄率（fractional excretion of uric acid）

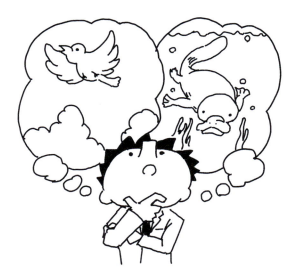

参考文献

1. Decaux G, Namias B, Gulbis B, et al. Evidence in hyponatremia related to inappropriate secretion of ADH that V1 receptor stimulation contributes to the increase in renal uric acid clearance. *J Am Soc Nephrol*. 1996; 7: 805-810.　PMID: 8738818
2. Wright PA. Nitrogen excretion: three end products, many physiological roles. *J Exp Biol*. 1995; 198: 273-281.　PMID: 7699310
3. Maesaka JK, Imbriano LJ, Miyawaki N. Application of established pathophysiologic processes brings greater clarity to diagnosis and treatment of hyponatremia. *World J Nephrol*. 2017; 6: 59-71.　PMID: 28316939
4. Fenske W, Maier SK, Blechschmidt A, et al. Utility and limitations of the traditional diagnostic approach to hyponatremia: a diagnostic study. *Am J Med*. 2010; 123: 652-657.　PMID: 20609688

11 多尿のカクリ（Ca, K, Li）三兄弟

Ca, K, リチウムはいずれも多尿を起こすが治療可能

腎性尿崩症（nephrogenic diabetes insipidus）というと，まれな先天性疾患というイメージが強いかもしれないが，実際には後天性の腎性尿崩症患者に出会うことのほうがはるかに多い。その原因にはさまざまあるが，中でも高Ca血症，低K血症，リチウム投与は頻度も多く，カラマーゾフならぬ「カクリ三兄弟」としてセットで覚えておくと便利だ。

高Ca血症では，ヘンレ上行脚で尿細管間質側にあるCaSRが内腔側のROMKを止め，内腔のK$^+$が枯渇することでNKCC2からのNaCl再吸収が抑制され，尿濃縮に必要なネフロン内の浸透圧勾配が維持できなくなる（図1）。また，集合管ではCaSRが内腔側に分布（細胞内小胞体ではAQP2と共発現）しており，集合管内腔へのCa^{2+}流入が増えるとCaSRはAQP2を細胞内に引っ込めるため，水再吸収が抑制される（図2）[1]。

低K血症による多尿も，ヘンレ上行脚内腔へのK$^+$流入が低下することでNKCC2が回らなくなること（図3）と，集合管内腔のAQP2表出が抑制されることが主な機序と考えられている[2]。

またリチウムは，集合管の主細胞内腔側にあるアミロライド感受性ENaCか

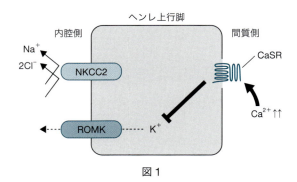

図1

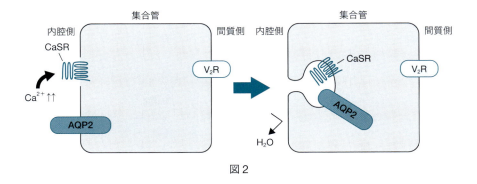

図2

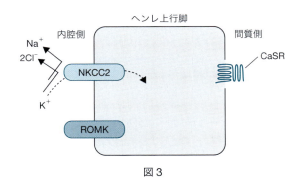

図3

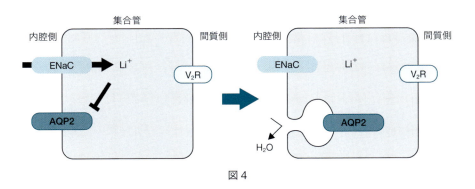

図4

ら細胞内に入り込む(実はこのチャネルへの親和性はリチウムのほうがNa^+よりも高い)。そして，詳細は不明だが，さまざまな機序で内腔側のAQP2表出が抑制され(GSK3β，COX2-PGE2経路などが推察されている[3])，多尿となる(図4)。

先天性の腎性尿崩症と違って，カクリ三兄弟は原因除去や予防が可能だ。高

Ca血症，低K血症はもちろん，リチウムについても，精神科で代替薬を処方してもらえればベストだが，そうでなくてもENaC阻害薬であるアミロライド（日本では未承認）によってリチウムの主細胞への取り込みを抑制できることが示されている[4]。多尿患者に出会ったら，この3つを思い出そう。

CaSR：Ca^{2+}感知受容体（Ca^{2+} sensing receptor），ROMK：腎髄質外部K$^+$チャネル（renal outer medullary K$^+$ channel），NKCC2：Na$^+$/K$^+$/2Cl$^-$共輸送体（Na$^+$/K$^+$/2Cl$^-$ symporter），AQP2：アクアポリン2（aquaporin 2），ENaC：上皮型Na$^+$チャネル（epithelial Na$^+$ channel），V$_2$R：バソプレシン2型受容体（vasopressin receptor 2）

参考文献

1. Riccardi D and Valenti G. Localization and function of the renal calcium-sensing receptor. *Nat Rev Nephrol*. 2016; 12: 414-425. PMID: 27157444
2. Marples D, Frøkiaer J, Dørup J, et al. Hypokalemia-induced downregulation of aquaporin-2 water channel expression in rat kidney medulla and cortex. *J Clin Invest*. 1996; 97: 1960-1968. PMID: 8621781
3. Kortenoeven ML, Schweer H, Cox R, et al. Lithium reduces aquaporin-2 transcription independent of prostaglandins. *Am J Physiol Cell Physiol*. 2012; 302: C131-C140. PMID: 21881002
4. Kortenoeven ML, Li Y, Shaw S, Gaeggeler HP, et al. Amiloride blocks lithium entry through the sodium channel thereby attenuating the resultant nephrogenic diabetes insipidus. *Kidney Int*. 2009; 76: 44-53. PMID: 19367330

アルドステロン・パラドクス

アンジオテンシンⅡとWNK4によっても説明できるようになってきた

12

腎生理

　体液減少と高K血症は，アルドステロン分泌の二大因子である。しかし，前者においてはNa$^+$再吸収は起こるがK$^+$排泄は起こらないのに対して，後者においてはK$^+$排泄は起こるがNa$^+$再吸収は起こらない。この現象は「アルドステロン・パラドクス」と呼ばれ，以前は「体液減少時にはGFRが低下し，近位尿細管でほとんどのNa$^+$が再吸収される→遠位ネフロンにNa$^+$が届かず，K$^+$排泄が低下する」などと説明されることが多かった[1]。しかし近年は遠位ネフロンの研究が進み，アンジオテンシンⅡとWNK4[注]によってもこの現象が説明できるようになった[2]。

　遠位ネフロンはアルドステロンの支配下にある部分（集合管と遠位尿細管の一部，ASDNと総称される）と，ない部分（残りの遠位尿細管，DCT1）に分けられ，後者はアンジオテンシンⅡの支配を受けている。しかし，体液減少時にはアンジオテンシンⅡとアルドステロンがともに亢進するのに対し，高K血症ではアルドステロンのみが亢進する。これにより，Na$^+$再吸収を行うASDNのENaCとDCT1のNCC，両方に分布しK$^+$を排泄するROMKの発現は表のようになる。

　そして，こうしたイオン輸送体のオン/オフに関わる重要な分子が，WNK4なのである。さらに現在ではもう一歩進んで，WNK4の調節メカニズムが解

	NCC	ENaC	ROMK
平常時	↓	↓	↓
体液減少時	↑	↑	↓↓
高K血症時	↓	↑↑	↑↑

表　イオン輸送に関連する蛋白質の発現

明されつつある。例えばアンジオテンシンⅡがWNK4を介してDCTのNCC
をオンにするのにはSPAKという分子が関与しているし，アルドステロンが
WNK4のセリン残基をリン酸化してENaCをオンにするのにはSgk1やNedd4-2
という分子が関わっている。今後も，理解が深まっていく遠位ネフロンの生理
学から目が離せない。

注：WNKは「ウィンク」と発音され，"with-no-lysine"（リシンの略称がKのため）の略である
　　（WNK4についてはp27，「Gitelman症候群のミラーイメージ，Gordon症候群」も参照）。

ASDN：aldosterone sensitive distal nephron，DCT1：distal convoluted tubule 1，ENaC：
上皮型 Na$^+$チャネル(epithelial Na$^+$ channel)，NCC：Na$^+$/Cl$^-$共輸送体(Na$^+$/Cl$^-$ cotrans-
porter)，ROMK：腎髄質外部K$^+$チャネル(renal outer medullary K$^+$ channel)

参考文献

1. Arthur J. Vander. Some difficult topics to teach（and not to teach）in renal physiology. *Adv Physiol Educ*. 1998; 275: S148-S156.　DOI: 10.1152/advances.1998.275.6.S148
2. Arroyo JP, Ronzaud C, Lagnaz D, et al. Aldosterone paradox: differential regulation of ion transport in distal nephron. *Physiology*（*Bethesda*）. 2011; 26: 115-123.　PMID: 21487030

Gitelman症候群のミラー・イメージ，Gordon症候群

真逆の病像だが，前者はNCCの遺伝子異常，後者はそれ以外の遺伝子異常で起こる

サイアザイド系利尿薬は遠位尿細管でサイアザイド感受性NCCを阻害して利尿作用を示す。それによりNa$^+$とCl$^-$が喪失され，集合管からのNa$^+$再吸収の亢進と引き換えにK$^+$とプロトンが排泄される。その結果，血圧降下，低K血症，代謝性アルカローシスをきたす。同様の変化は，NCC遺伝子の異常（機能欠失型変異：loss of function）によるGitelman症候群でもみられる。

サイアザイドとGitelman症候群が「低血圧，低K血症，代謝性アルカローシス」をきたすのに対して，その正反対の「高血圧，高K血症，代謝性アシドーシス」をきたす「ミラー・イメージ」の遺伝性疾患がある。その名は……1つではない。1つめは，家族性高K性高血圧症。叙述的な名前だ。2つめは，偽性低アルドステロン症2型だが，現在では不適切と考えられている。この病態でアルドステロンが少ないのは高血圧・体液過剰のためで，「偽性」ではないからだ。そして3つめはGordon症候群で，オーストラリアの内分泌科医，リチャード・ゴードン（Richard Gordon, 1934〜）が症例を発表したことによる[1]。ここでは簡便さから「Gordon症候群」を用いる。

Gordon症候群ではNCC機能が亢進しているが，「逆は必ずしも真ならず」とはよくいったもので，この疾患でのNCC遺伝子異常はいまだ見つかっていない。その代わりに見つかったのがセリン-トレオニンキナーゼであるWNK1とWNK4，そしてこれらを制御するKLHL3，CUL3だ[2,3]。これらの異常によってNCC機能が亢進して上記のような病態をきたし，治療はサイアザイド系利尿薬で行う。

Gordon症候群は1970年の発表以来，いまだ報告の数は200例に満たないまれな病気だ。しかし，同定されたKLHL3やCUL3は，その遺伝子多型が本態性高血圧に相関する[4,5]など，体液調節の鍵となる分子である可能性が高い。今後，これらを治療標的にした臨床応用が発展することを期待したい。

NCC：Na$^+$/Cl$^-$ 共 輸 送 体(Na$^+$/Cl$^-$ cotransporter)，WNK：with no lysine（K），KLHL3：Kelch-like 3，CUL3：Cullin 3

参考文献

1. Gordon RD, Geddes RA, Pawsey CG, et al. Hypertension and severe hyperkalaemia associated with suppression of renin and aldosterone and completely reversed by dietary sodium restriction. *Australas Ann Med*. 1970; 19: 287-294.　PMID: 5490655

2. Wilson FH, Disse-Nicodème S, Choate KA, et al. Human hypertension caused by mutations in WNK kinases. *Science*. 2001; 293: 1107-1112.　PMID: 11498583

3. Boyden LM, Choi M, Choate KA, et al. Mutations in kelch-like 3 and cullin 3 cause hypertension and electrolyte abnormalities. *Nature*. 2012; 482: 98-102.　PMID: 22266938

4. Li J, Hu J, Xiang D, et al. KLHL3 single-nucleotide polymorphism is associated with essential hypertension in Chinese Han population. *Medicine*（*Baltimore*）. 2019; 98: e15766.　PMID: 31096542

5. Li J, Hu J, Sun R, et al. Association between Cullin-3 Single-Nucleotide Polymorphism rs17479770 and Essential Hypertension in the Male Chinese Han Population. *Dis Markers*. 2017; 2017: 3062759.　PMID: 28804198

14

Cl⁻こそが，「塩（しお）の素」

NaClとNaHCO₃とでは，
血圧や体液バランスへの作用が異なる

腎生理

　英国の化学者ハンフリー・デービー（Humphry Davy, 1778〜1829）は，1774年に発見されていた黄緑色の気体が酸素化合物ではなく新しい元素であることを1811年に発見し[1]，これをchlorineと命名した（葉緑体のクロロフィルと同語源）。これが「塩素」と呼ばれる背景には，塩素が発見される以前にHClがドイツ語で"salzsäure"（塩の酸）と呼ばれていたため，蘭学者としても「塩素」とせざるを得なかったことが挙げられる（chlorineの当て字，蘇魯林という訳もあったようだ）[2]。

　しかしここで，Cl⁻についてNaCl（塩，しお）という観点から腎臓内科的に考えてみたい。NaClの体液貯留や血圧への影響といえば，まず問題になるのはNa⁺である。しかし，Na⁺だけでは説明できない現象もある。例えば，NaClとNaHCO₃はいずれもNa⁺を含むが血圧に与える影響は異なる。1日100 mEq以上のNaHCO₃を摂取しても何も起こらないし（p115，「代謝性アルカローシスは腎臓の病気」も参照），CKD患者に毎日200 mEqのNa⁺を負荷すると，NaClとして摂取した群では血圧上昇と体重増加がみられ，NaHCO₃として摂取した群では逆に血圧低下と体重減少がみられた[3]。つまり，Cl⁻には「塩の素」といわれるだけの作用があるのだ[4]。

　それでは，Cl⁻はどのように体液や血圧に関与しているのだろうか？　マクラデンサが原尿のCl⁻濃度を感知して尿細管糸球体（TG）フィードバックを起こすことや，ヘンレ係蹄細胞の間質側にある電位依存性Cl⁻チャネル（ClC-Ka，ClC-Kb）やサブユニットbarttinがNaCl再吸収に関わることなどは既に知られているが，全体的な理解はNaに比べ遅れているのが現状だ。

　しかし近年，遠位ネフロンでサイアザイド系利尿薬の標的であるNCCチャネルの発現を調節するWNK4が細胞内Cl⁻濃度を感知していること，血管平滑筋細胞の各種Cl⁻チャネルを通じた脱分極により血管収縮が調節されていること，皮膚間質に貯留した塩分をリンパから排泄する仕組みにNa⁺よりもCl⁻がより関与しているらしいことなどが分かってきた[5〜7]。蘭学者がそこまで見越

29

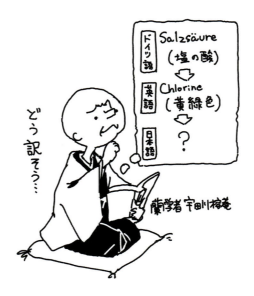

して「塩素」と名づけたのだとしたら，脱帽するしかない．

CKD：慢性腎臓病（chronic kidney disease），TG：尿細管糸球体（tuburo-glomerular），NCC：Na$^+$/Cl$^-$共輸送体（Na$^+$/Cl$^-$ cotransporter），WNK4：WNK lysine deficient protein kinase 4

参考文献

1. Humphry Davy. On some of the combinations of oxymuriatic gas and oxygene, and on the chemical relations of these principles, to inflammable bodies. *Philosophical Transactions*. 1811; 101: 1-35.　DOI: 10.1098/rstl.1811.0001
2. 松川利行．『舎密開宗』からたどる，和名「塩酸」「塩素」の名称の起源について．奈良県高等学校理科学会会報．2008；47：18-24
3. Husted FC, Nolph KD, Maher JF. NaHCO3 and NaCl tolerance in chronic renal failure. *J Clin Invest*. 1975; 56: 414-419.　PMID: 1150879
4. Bushinsky DA. Tolerance to sodium in patients with CKD-induced metabolic acidosis: does the accompanying anion matter? *Am J Kidney Dis*. 2019; 73: 858-865.　PMID: 30518477
5. Chen JC, Lo YF, Lin YW, et al. WNK4 kinase is a physiological intracellular chloride sensor. *Proc Natl Acad Sci U S A*. 2019; 116: 4502-4507.　PMID: 30765526
6. Jackson WF. Ion channels and vascular tone. *Hypertension*. 2000; 35: 173-178.　PMID: 10642294
7. Wiig H, Schröder A, Neuhofer W, et al. Immune cells control skin lymphatic electrolyte homeostasis and blood pressure. *J Clin Invest*. 2013; 123: 2803-2815.　PMID: 23722907

15

reset osmostat，RAA系の亢進，呼吸性アルカローシスを合併するとき

腎臓内科医にとっても，妊娠から学べることは多い

腎生理

　妊娠中の生理的変化としては，GFRの上昇にともなう血清Cr値の低下などがよく知られているが，ほかにも電解質・酸塩基平衡に関わるいくつかの変化がある。それらは妊娠以外の病態生理を考えるのにも役立つため，ここで主な3つを紹介する。

　1つめには，reset osmostat（ADH分泌の浸透圧閾値が下がるにもかかわらず，尿の希釈能は保たれる現象）が起こる。通常なら体液貯留と浸透圧低下はADH分泌を抑制するが，妊娠中は浸透圧が280 mOsm/L程度でもADHが分泌され，それにもかかわらず尿は通常のように希釈される。その機序は不詳だが，βhCGの関与が示唆されている。またADHに関連して，HELLP症候群などによる肝障害では妊娠尿崩症をきたす。これは，胎盤で産生されるシスチンアミノペプチダーゼ（ADHやオキシトシンを分解する）が分解されずにADHが減少するためと考えられている。

　2つめには，RAA系が亢進してNaが再吸収されやすくなる。また妊娠期間を通じて分泌が維持されるプロゲステロンは，鉱質コルチコイドのデオキシコルチコステロン（DOC）に代謝される。これらのことから，妊娠中には浮腫がよくみられる。さらに，鉱質コルチコイド受容体遺伝子に機能獲得型の変異（S810L）があると，アルドステロンとDOCに過剰に反応して，原発性アルドステロン症のような低K血症と高血圧をきたす[1]。一方，K代謝では，妊娠中に300 mEqのKが体内に蓄積するとされるが，多くは組織に分布するため血中K値はさほど変化しない。

　3つめには，呼吸性アルカローシスが起こる。妊娠中，母体は胎盤から胎児のCO_2を受け取れるよう，呼吸性アルカローシスによってCO_2分圧を下げている（プロゲステロンの呼吸中枢や胸郭への作用が推定されている）。この呼吸性アルカローシスに対する二次的反応として，腎臓ではHCO_3^-の排泄が亢進するため尿pHが高くなり，血液中のHCO_3^-は18〜21 mEq/Lに下がる[2]。

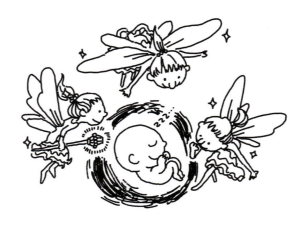

　このように，妊娠から学べることは電解質・酸塩基平衡だけでもたくさんある．なかでも酸塩基平衡の変化において，胎盤・肺・腎がそろって赤ちゃんを守っている様子などは，眠り姫を守る3人の妖精のようで感動的ですらある．学んで優しい気持ちになるのは筆者だけではあるまい．

GFR：糸球体濾過量（glomerular filtration rate），ADH：抗利尿ホルモン（antidiuretic hormone），βhCG：ヒト絨毛性ゴナドトロピン–βサブユニット（human chorionic gonadotropin subunit β），HELLP症候群：溶血・肝酵素上昇・血小板減少症候群（hemolysis, elevated liver enzymes, and low platelet syndrome），RAA：レニン–アンジオテンシン–アルドステロン（renin-angiotensin-aldosterone），DOC：デオキシコルチコステロン（11-deoxycorticosterone）

参考文献

1. Geller DS, Farhi A, Pinkerton N, et al. Activating mineralocorticoid receptor mutation in hypertension exacerbated by pregnancy. *Science*. 2000; 289: 119-123.　PMID: 10884226
2. Carlin A, Alfirevic Z. Physiological changes of pregnancy and monitoring. *Best Pract Res Clin Obstet Gynaecol*. 2008; 22: 801-823.　PMID: 18760680
3. Neil Turner, Norbert Lameire, David J Goldsmith, et al. *Oxford Textbook of Clinical Nephrology, 4e*. Oxford University Press, 2015

16

冬眠中のクマは
なぜ尿毒症にならないのか

その独自の仕組みはヒトにも応用できるかもしれない

腎生理

　童話などで悪役にされがちなオオカミとは対照的に，ぬいぐるみや映画の
キャラクターになるなど，どことなく愛される存在として描かれることが多い
クマ。そのクマについて，腎臓内科医なら一度は「冬眠のあいだ腎血流を10%
まで低下させてもAKIを起こさず，無尿なのに血中尿素濃度が上昇しないの
はなぜか？」と考えたことがあるに違いない。そして，この話は単なる「小ネ
タ」ではなく真剣に議論され，解明と臨床応用にむけて研究が続けられてい
る[1,2]。

　まず虚血に耐える仕組みだが，クマの腎臓は小さな丸い腎臓がブドウの房の
ように合わさった構造をしており，ネフロンが短く，虚血・低酸素に強い（な
お，水中で低酸素に耐えるイルカやクジラの腎臓も同様の構造をしている）。もちろ
んヒトの腎臓を房状に作り変えることはできないが，そのほかにも体温低下，
抗炎症作用をもつmTOR，Nrf2経路を介して冬眠状態を誘導する硫化水素，
AMPKなどが虚血による組織傷害を防いでいると考えられ，移植臓器の凍結
保存や虚血AKI予防への応用が期待されている。

　さらに，クマは尿素をアミノ酸や蛋白質にリサイクルしている。実はクマは
冬眠中も100 mL/日程度の尿を産生しているが，膀胱の尿管上皮細胞にアクア
ポリンや尿素トランスポーターを発現させて再吸収しているのだ。そして吸収
された尿素は腸内のウレアーゼ産生菌によってアンモニアになり，それが体内
でグルタミンなどのアミノ酸にリサイクルされると考えられている。こちらも
膀胱を作り変えるわけにはいかないが，尿素代謝に関わるSIRT1，PGC1α，
SGK1などの分子は尿毒症治療の標的になりうる。実際，クマが冬眠前に摂取
するベリー類にはSIRT5を亢進して尿素サイクルの律速酵素CPS1を活性化す
るクエルセチン（quercetin）が豊富だという。

　クマの医学応用は今に始まった話ではなく，例えば漢方医学では何千年も前
からクマの胆汁が珍重されてきた。しかしその採取のための「クマ牧場」が動物

33

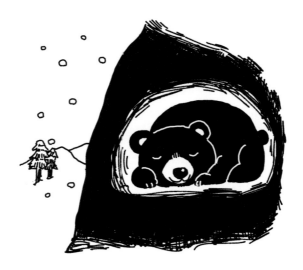

愛護の点で批判されているように，ヒトを健康にするためならクマに何をしてもいいわけではもちろんない．愛すべき存在として，クマと共存できる方法があるはずと信じたい．

AKI：急性腎障害（acute kidney injury），mTOR：mammalian target of rapamycin，Nrf2：nuclear factor erythroid 2-related factor 2，AMPK：AMP活性化プロテインキナーゼ（AMP-activated protein kinase），SIRT1：サーチュイン1（sirtuin 1），PGC1α：ペルオキシソーム増殖活性化受容体γ共役因子1α（peroxisome proliferator-activated receptor γ, coactivator 1α），SGK1：血清グルココルチコイドキナーゼ1（serum glucocorticoid kinase 1），SIRT5：サーチュイン5（sirtuin 5），CPS1：カルバモイルリン酸シンターゼⅠ型（carbamoyl phosphate synthetase Ⅰ）

参考文献

1. Stenvinkel P, Painer J, Kuro-o M, et al. Novel treatment strategies for chronic kidney disease: insights from the animal kingdom. *Nat Rev Nephrol*. 2018; 14: 265-284.　PMID: 29332935
2. Stenvinkel P, Jani AH, Johnson RJ. Hibernating bears (Ursidae): metabolic magicians of definite interest for the nephrologist. *Kidney Int*. 2013; 83: 207-212.　PMID: 23254895

RAA系あっての陸上生活

アルドステロンは，4億年前に水中で
ハイギョの仲間によって作られた

あなたが腎臓内科医になることを選んだ（あるいは選ばなかった）理由はなんだろうか？　米国の腎臓内科フェローのアンケートによれば，選んだ理由のトップ3は「学生・研修医時代に面白さを感じた」，「学生・研修医時代に目指したい指導医に出会った」，そして「総合内科のように広く深くみられる」だった[1]。筆者が選んだ理由もだいたい同じだが，研修医時代に指導医に言われた次の一言の影響は，非常に大きかった。

「私たちが陸上で生きられるのは，RAA系のおかげなのだよ」

RAA系といえば常に治療標的で，ACE阻害薬，ARB，MRA，あげくにはレニン阻害薬まである。それで「悪の枢軸」のように思っていたのだが，この体液保持機構がなければ陸上の私たちなど簡単に干上がってしまう。まさにコペルニクス的転回だった。

では，陸上にあがる前の生物はいつごろどうやってRAA系を手にしたのだろうか？　陸上動物の前段階は4億2000年前に登場した肉鰭綱とされ，現存する中ではシーラカンスとハイギョがこれに該当する。そう考えてみると，シーラカンスの厚い鰭は肢の原型だし，ハイギョは名前のとおり食道腹側の憩室を進化させた肺で呼吸する。

しかしいくら手足と肺があっても，体液を保持できなければ陸上では暮らせない。その点，彼らはアルドステロンを産生できる。アルドステロンは他の魚類が産生するデオキシコルチコステロン（DOC）よりも圧倒的にNa貯留活性が高く，陸上での体液保持に役立ったと考えられる[2]。さらに，ハイギョには尿素によって浸透圧を高めて乾燥から身を守る夏眠の仕組みまである（p37，『火星探査プロジェクト「MARS500」の意外な成果』も参照）。

このように，腎臓内科医になると，地球外のことから進化の過程まで，知的好奇心のスペクトラムは無限大に広がってゆく！……という一言であなたが腎

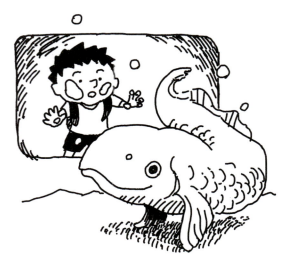

臓内科を目指してくれたとしたら望外の喜びだ。それが無理なら，せめて水族館でひっそり展示されているハイギョを，敬意を込めて見てあげてほしい。

ACE：アンジオテンシン変換酵素（angiotensin-converting enzyme），ARB：アンジオテンシンⅡ受容体拮抗薬（angiotensin Ⅱ receptor blocker），MRA：鉱質コルチコイド受容体拮抗薬（mineralocorticoid receptor antagonist），DOC：デオキシコルチコステロン（11-deoxycorticosterone）

参考文献

1. Shah HH, Jhaveri KD, Sparks MA, et al. Career choice selection and satisfaction among US adult nephrology fellows. *Clin J Am Soc Nephrol*. 2012; 7: 1513-1520.　PMID: 22745273
2. Bury NR, Sturm A. Evolution of the corticosteroid receptor signalling pathway in fish. *Gen Comp Endocrinol*. 2007; 153: 47-56.　PMID: 17470371

18

腎生理

火星探査プロジェクト
「MARS500」の意外な成果

ヒトにも，糖質コルチコイドを介した
「塩を捨てて水をためる」仕組みがある

　「カミン」といえば当直明けなどによくみられる「仮眠」を想像するだろうが，他に「夏眠(estivation)」という生理現象もある。これは生物が夏季の乾燥から身を守る仕組みで，例えばアフリカハイギョは地中にもぐり，身体全体を繭で包んで夏を過ごす[1]。

　現代腎生理の父ともいわれるホーマー・スミス博士(Homer Smith, 1895〜1962)は1920年代からハイギョを人工の繭で夏眠させ，その生体現象について詳しく研究を行なった[2]。現在では，ハイギョが肝臓で尿素合成を増加させる(窒素源としては筋肉を異化する)ことで血液・組織中の尿素濃度を高め，体外に水分が失われるのを防いでいることが分かっている。その後100年近くたった2017年，なんとマウスや私たちヒトにもその仕組みがあるらしいという論文が発表され[3,4]，ちょっとしたニュースになった。

　実験は，閉鎖環境で火星探査をシミュレートするプロジェクトである「MARS500」の一環として，被験者たちの塩分摂取量を1日6 gから12 gに増やして行われた。それによれば，被験者らの尿中にはより多くの塩分が捨てられたが，尿はむしろ濃縮し，自由水が身体にたまる結果になった。さらに追加で行われたマウスの実験では，肝臓での尿素合成亢進や筋肉の異化亢進など，夏眠したハイギョと同様の変化がみられた。また，それらが糖質コルチコイドの支配下にあることや，腎臓では尿素輸送体UT-A1が亢進して集合管から腎間質に尿素が取り込まれ，ネフロンの浸透圧勾配を拡大して濃縮力を高めていることも示された。

　「塩を捨てない」レニン–アンジオテンシン–アルドステロン(RAA)系，「水を捨てない」抗利尿ホルモンに続く，「塩を捨て，水をためる」という新たな体液保持の仕組み。しかもそれが「夏眠」という生物の智恵であるだけでなく，まさかの「火星探査」の研究成果という。その意外なつながりと，今後への期待に胸

37

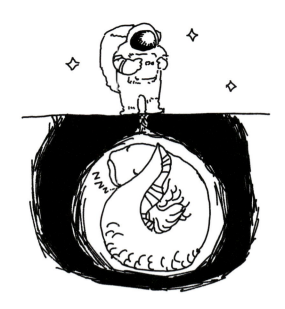

を膨らませるのは，筆者だけではあるまい．

UT-A1：尿素輸送体-A1（urea transporter A1）

参考文献

1. Fishman AP, Galante RJ, Winokur A, et al. Estivation in the African Lungfish. *Proc Am Philos Soc*. 1992; 136: 61-72.
2. Homer WS. Metabolism of the Lung-fish, *Protopterus Æthiopicus*. *J Bio Chem*. 1930; 88: 97-130.
3. Rakova N, Kitada K, Lerchl K, et al. Increased salt consumption induces body water conservation and decreases fluid intake. *J Clin Invest*. 2017; 127: 1932-1943.　PMID: 28414302
4. Kitada K, Daub S, Zhang Y, et al. High salt intake reprioritizes osmolyte and energy metabolism for body fluid conservation. *J Clin Invest*. 2017; 127: 1944-1959.　PMID: 28414295

Caの摂取がシュウ酸カルシウム結石の予防につながる

シュウ酸は腸管内でCaと結合し便中に排泄される

　尿路結石(urinary calculus)は結石を構成する成分により分類することができ，シュウ酸カルシウム結石，リン酸カルシウム結石，尿酸結石の，いわゆる「3大結石」，そしてこれらの混在する結石で，全体の約90％を占める。残りは尿路感染によって形成されるリン酸マグネシウムアンモニウム結石や，遺伝性に発生するシスチン結石などである。3大結石の中で最も頻度が高いのがシュウ酸カルシウム結石である。

　シュウ酸カルシウム結石の危険因子として，高シュウ酸尿症がある。高シュウ酸尿症では，まずはシュウ酸の摂取量を減らすことが大事である。シュウ酸はあらゆる食材に含まれ，特に緑色野菜などに多い。ホウレン草・小松菜・ブロッコリーなどが代表的である。緑色野菜に関しては，煮ることで可溶性シュウ酸を煮汁中に出し，シュウ酸含有量を約1/2に減らすことができる。シュウ酸はまた，紅茶・コーヒー・チョコレート・ナッツ類などにも多く含まれている。

　高シュウ酸尿症の治療は，シュウ酸の摂取量に注意した上で腸管内でのシュウ酸の吸収を阻害することと，体内でのシュウ酸の産生を抑制することの2つに大別できる。食物中のシュウ酸は通常，Caと結合し，不溶性複合体として便中に排泄され，腸管での吸収が阻害されている。腸管内のCa量が少ないと腸管からのシュウ酸の吸収が増加し，高シュウ酸尿症となり，シュウ酸カルシウム結石ができやすくなる。したがって，シュウ酸カルシウム結石の予防にはCaを摂取しないほうがいいと思ってしまうかもしれないが，逆である。Caを積極的に摂取することが高シュウ酸尿症の予防になる。

　なお，Caはサプリメントではなく食物から摂取するのが望ましい(目標1,200 mg/日)。やむを得ずサプリメントによりCaを摂取する場合には，食間に摂取しても腸管内でのシュウ酸への結合が効率的ではなく，高シュウ酸尿症の改善は認められないため，食事と一緒に摂取する必要がある[1,2]。

参考文献

1. Finkielstein VA and Goldfarb DS. Strategies for preventing calcium oxalate stones. *CMAJ*. 2006; 174: 1407-1409.　PMID: 16682705
2. Domrongkitchaiporn S, Sopassathit W, Stitchantrakul W, et al.　Schedule of taking calcium supplement and the risk of nephrolithiasis. *Kidney Int*. 2004; 65: 1835-1841.　PMID: 15086924

20

腎生理

ミルク・アルカリ症候群から
カルシウム・アルカリ症候群へ

活性型ビタミンD製剤の「シックデイルール」が
カルシウム・アルカリ症候群の予防に大事

　大量の牛乳とアルカリ剤（炭酸水素ナトリウム，炭酸カルシウム）による古典的なミルク・アルカリ症候群（高Ca血症，急性腎障害，代謝性アルカローシスを3徴とする）はH₂ブロッカーやプロトンポンプ阻害薬の登場によりみられなくなった。その代わりに登場したのが「現代のミルク・アルカリ症候群」と呼ばれる「カルシウム・アルカリ症候群（calcium-alkali syndrome）」である。まれな病気という印象あるかもしれないが，実は多い[1]。これは骨粗鬆症の薬物療法として使用される活性型ビタミンD製剤が1つの原因となっている。

　治療としては活性型ビタミンD製剤の中止と，脱水に対する補液が重要となる。多くの場合，これらによって高Ca血症および急性腎障害は速やかに改善する。カルシウム・アルカリ症候群の予防には，活性型ビタミンD製剤を内服中の患者の血清Ca値を定期的に検査することが重要である。高齢者はもともと脱水になりやすく，活性型ビタミンD製剤を内服中に，急性腎障害を生じる危険が特に高い。体調を崩して経口摂取が不良にもかかわらず，内服薬だけはきちんと飲んでいるという高齢患者も少なくない。体調が悪いとき，つまりシックデイには活性型ビタミンD製剤は飲まないよう，あらかじめ指導しておくことも重要である。

参考文献

1.　Picolos MK, Lavis VR, Orlander PR. Milk-alkali syndrome is a major cause of hypercalcaemia among non-end-stage renal disease（non-ESRD）inpatients. *Clin Endocrinol*（*Oxf*）. 2005; 63: 566-576.　PMID: 16268810

血清Mg値にだまされるな

血清Mg値が正常でも体内のMgが欠乏していることがある

　血清Mg値の注意点として，低Mg血症ではMg欠乏がある一方で，血清Mgが正常でもMg欠乏のことがある，ということである。これはMgが細胞外液に1%しか分布していないためである。そのため血清濃度からは体内Mg量を推測できないことも多く，病歴や臨床症状から判断する必要がある。なお診療時間外では血清Mgを測定できないことも多いため，低Mg血症を疑った時点で検体(血清Mg・尿中Mg)を保存しておくことも大事である。

　原因不明の低K血症または低K血症を認めたときには，血清Mgが正常でもMg欠乏を除外する必要がある。Mg負荷試験(図)は血清Mgが正常でもMg欠乏があるかどうかをみる試験だが，負荷試験の施行はあまり現実的ではないことも多い。また，CKD患者に対しては禁忌である。診断的治療としてMgを投与してみることも少なくない。

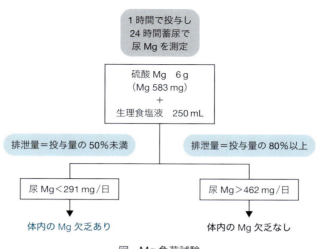

図　Mg 負荷試験

CKD：慢性腎臓病（chronic kidney disease）

参考文献

1. Huang CL, Kuo E. Mechanism of hypokalemia in magnesium deficiency. *J Am Soc Nephrol*. 2007; 18: 2649-2652.　PMID: 17804670
2. Liamis G, Milionis HJ, Elisaf M. Medication-induced hypophosphatemia: a review. *QJM*. 2010; 103: 449-459.　PMID: 20356849
3. Martin KJ, González EA, Slatopolsky E. Clinical consequences and management of hypomagnesemia. *J Am Soc Nephrol*. 2009; 20: 2291-2295.　PMID: 18235082

Part 2

電解質
（ナトリウム・カリウム）

22 desalination：まず尿をみよ

尿をみずして低Na血症の輸液を決めてはならない

　低Na血症に対し，その血中濃度よりNa濃度が高い生理食塩液を輸液しても，低Na血症が増悪することがある．生理食塩水を輸液すれば必ず低Na血症は改善する……と考えるのが自然だが，逆の現象が起こるのはなぜだろうか．

　ここでは重要となるのが「尿」である．尿を無視して低Na血症をみることはできない．むしろ，最も大事なのが尿である．

　低Na血症の患者で，低張尿が出ているようであれば，生理食塩液の投与により低Na血症は改善する．しかし，高張尿が出ている患者の場合，つまり輸液した生理食塩液よりも高張な尿が出ているなら，低Na血症はさらに増悪する．例えば図のように，Na 154 mEq/Lの生理食塩液を2 L輸液しても，Na 308 mEq/Lの高張尿が1 L排泄されると，トータルとしては1 Lの「真水」を輸液したことに等しくなり，低Na血症はさらに増悪する．このことを"desalination"という．

　低Na血症では，まず尿をみよ，なのである．

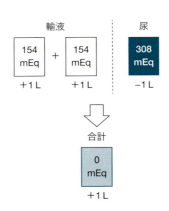

図　"desalination"
生理食塩液を投与したのに真水を投与したのと同じことになる

そうだったのか，SIADH！

腎臓内科的には，「自由水」を捨てられない病気

腎臓は尿を希釈させて水を排泄することもできるし，濃縮させて水を保持することもできる。通常は，水が過剰であれば希釈尿で捨て，水が不足していれば濃縮尿で水を保持することで恒常性を維持している（尿浸透圧に「正常値」がないといわれるのもそのためだ）。水の量をコントロールする仕組みにはさまざまあるが，最も重要なのはADHによる調節だ。このホルモンが出ない場合と出過ぎる場合にどうなるかについて，それぞれ考えてみよう。

まずADHが分泌されなくなれば，中枢性尿崩症（central diabetes insipidus）となって水を保持できなくなり，喪失された水分を補わない限りNa濃度は上がる。ADHが出ていても効かない病態〔腎性尿崩症（nephrogenic diabetes insipidus）〕，ADHの作用が抑制されている状態（バプタン内服時）でも，程度の差はあれ同じことが起こる。

一方，ADHが勝手に出てしまうときはどうか？　これこそが，初学者の理解をはばみがちなSIADH（ADH分泌異常症候群）である。病名はホルモンの側からの呼称であるが，標的器官である腎臓はADHにより有無を言わさず水を保持してしまうので，水が捨てられなくなる。したがって，腎臓内科的にはSIADHは「水を捨てられない病気」といえる。

なお，ここでいう「水」とは電解質を含まず細胞内外の浸透圧差に寄与しない水のことで，これを「自由水」と呼ぶ。また，希釈尿・濃縮尿によってどれだけの自由水を排泄・保持しているかの指標が「自由水クリアランス」であり，計算式もある（p17，「自由水クリアランスを使いこなそう」参照）。

ADH：抗利尿ホルモン（antidiuretic hormone），SIADH：抗利尿ホルモン分泌異常症候群（syndrome of inappropriate secretion of antidiuretic hormone）

参考文献

1. Ellison DH, Berl T. Clinical practice. The syndrome of inappropriate antidiuresis. *N Engl J Med*. 2007; 356: 2064-2072.　PMID: 17507705

サケに学ぶ，SIADHの治療戦略

尿を希釈する？　それとも溶質を増やす？

　海水魚は高張な体外に自由水が流出してしまうので，海水を飲み，鰓から
NaClを排泄して自由水を作り補充することで恒常性を保っている。一方の淡
水魚は，低張な体外から自由水が流入してしまうので，できるだけ淡水を飲ま
ずに希釈尿で自由水を排泄する。では，産卵のため海水から淡水に帰ってくる
サケはどうするか？　彼らは河口付近に来ると水を飲むのをやめ，それまで
NaClを排泄していた鰓から今度にNaClを吸収し，腎臓では尿から大量の自由
水を捨てる準備をする。

　この現象は，自由水を捨てられないSIADHの治療戦略を考える上でも参考
になる。SIADHでは水分を制限して，（鰓はないので）尿から水を捨てさせるが，
尿から自由水を捨てるには①尿を希釈する方法と，②溶質を増やす方法の2つ
がある。

　まず，腎臓は皮質から髄質に向かうにつれ高くなる浸透圧勾配を作ることで
尿を濃縮しているが，ループ利尿薬によってヘンレ係蹄からのNaCl再吸収を
阻害すると，勾配が維持できず希釈尿となる。すると，尿は0.45%生理食塩液
くらいの濃度となり，その約半分を自由水として排泄できる（p46，「desalina-
tion：まず尿をみよ」も参照）。

　また抗利尿ホルモンV$_2$受容体拮抗薬（バプタン）は，集合管内腔から水チャネ
ルであるアクアポリン2を減らし，水再吸収を抑制して自由水を捨てさせる。
海外ではSIADHを含む慢性低Na血症を対象にしたSALTWATER studyでトル
バプタンの有効性と安全性が示されているが[1]，口渇の副作用やコストなどの
課題もある。なお，日本ではバプタンの中で唯一，モザバプタンにこの適応が
ある。

　溶質を増やす方法には，尿素がある。本書の「乏尿の定義はなぜ400 mL/日
以下なのか？」（p12）にあるように，尿量は溶質量と尿浸透圧で決まるので，
浸透圧物質を多く取れば，浸透圧が下がらなくとも強制的に尿量が増える。例

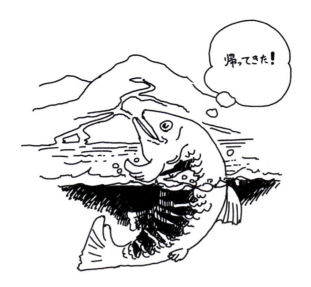

えば尿浸透圧600 mOsm/Lの人が1日600 mOsmの溶質を摂取していたならば尿量は1 L/日だが，尿素30 g（分子量60なので，500 mmol）により溶質を1,100 mOsmにすれば，尿浸透圧が変わらなくても尿量は1.8 L/日に増える計算となる（実際には尿浸透圧は下がるが）[2]。

SIADHにおける尿素の有効性は以前から知られていたが，トルバプタンの代替薬としての有効性をベルギーの研究班が再検証している[3]。問題となっているのは，「かなり苦い」ことである（オレンジジュースに混ぜると多少は和らぐが）。いくら「良薬口に苦し」とはいえ，剤形や味の工夫なしにはアドヒアランスは期待できないだろう。

SIADH：抗利尿ホルモン分泌異常症候群（syndrome of inappropriate secretion of antidiuretic hormone）

参考文献

1. Berl T, Quittnat-Pelletier F, Verbalis JG, et al. Oral tolvaptan is safe and effective in chronic hyponatremia. *J Am Soc Nephrol*. 2010; 21: 705-712.　PMID: 20185637
2. Berl T. Impact of solute intake on urine flow and water excretion. *J Am Soc Nephrol*. 2008; 19: 1076-1078.　PMID: 18337482
3. Soupart A, Coffernils M, Couturier B, et al. Efficacy and tolerance of urea compared with vaptans for long-term treatment of patients with SIADH. *Clin J Am Soc Nephrol*. 2012; 7: 742-747. PMID: 22403276

25

飲水制限は「言い値」ではない

飲水制限の設定には自由水クリアランスが目安になる

　患者の飲水量を「1日500 mL」〜「1日1,000 mL」など設定し，飲水制限をすることがある。しかし食物から摂取される水分量は一定ではないし，飲水量の測定すら容易ではない。そのため，実際に厳格な飲水制限が行われるのは入院中などの医療者が水分へのアクセスを管理して摂取量を厳格にコントロールできる環境に限られる。

　実行できるかは横においておき，まずその数値に根拠があるのかを自問してみよう。意外と「言い値」だったりするのではないだろうか。そんなあなたに参考になるかもしれないのが，SIADHにおける飲水制限に自由水クリアランス（EFWC）を用いる方法だ（p17，「自由水クリアランスを使いこなそう」も参照）[1]。これはつまり，自由水を捨てられる人には飲水制限を緩和し，自由水を捨てられない人には飲水制限を厳格にするという考え方だ。EFWCは次のように求められる。

$$EFWC = 尿量 \times \left(1 - \frac{尿Na^+ + 尿K^+}{血清Na^+} \right)$$

　ここではEFWCを用いているが，（尿Na^+＋尿K^+）が血清Na^+より小さくEFWCが正の場合，多少は自由水が排泄できるので，飲水制限も緩めでいい（文献1の例では1 L以下/日）。それに対して（尿Na^+＋尿K^+）が血清Na^+と同じかそれより大きく，EFWCがゼロか負の場合，腎臓は水を貯め込んでいることになる。したがって，飲水制限は厳しめにしたほうがよい（文献1の例では，ゼロで500〜700 mL/日，負で500 mL以下/日とされている）。

　このように，飲水制限をかける場合は飲水量の厳密な計測に頭を悩ませる前に，まずEFWCを意識して制限の目安にすると，より正確で安全な治療ができるだろう。

SIADH：抗利尿ホルモン分泌異常症候群（syndrome of inappropriate secretion of antidiuretic hormone），EFWC：自由水クリアランス（electrolyte-free water clearance）

参考文献

1. Ellison DH, Berl T. Clinical practice. The syndrome of inappropriate antidiuresis. *N Engl J Med*. 2007; 356: 2064-2072. PMID: 17507705
2. Shah SR, Bhave G. Using electrolyte free water balance to rationalize and treat dysnatremias. *Front Med*（*Lausanne*）. 2018; 5: 103. PMID: 29740578

電解質（ナトリウム・カリウム）

26

血清 Na 濃度の「キホンのキ」：
Edelman の式

K を補充するだけで Na 濃度が上がる

血清 Na 濃度を考えるうえで基本となるのが「Edelman の式」である[1]。Na 異常症の補正というと Adrogue-Madias 式が有名だが，Edelman の式からのみ学べることもある。Edelman の式は　血清 Na ＝（体内総 Na 量＋体内総 K 量）÷体内総水分量　で表される。ポイントはいくつかあるが，その 1 つは「分子に K が含まれる」ということである。つまり低 Na 血症の補正に際しては，Na だけでなく K にも注意が必要なのである。

例えば血清 Na 96，K 1.6 という患者をみた際に，過補正を起こさないよう，生理食塩液や 3% 食塩液の輸液を慎重に行ったとしても，血清 K 濃度を補正しようと大量の K を投与すると，意図しない低 Na 血症の過補正が起こりうる。実際，24 時間で生理食塩液を 300 mL しか投与しなかったものの K を 430 mEq 投与したために血清 Na 濃度が 17 も上がり，浸透圧性脱髄症候群（ODS）を発症した症例も報告されている[2]。

これを Edelman の式でみてみよう。体重 50 kg，体内総水分量 30 L とし，血清 Na 濃度が 100 とすると，このとき体内総 Na 量＋体内総 K 量＝3,000 mEq となっている。ここに，例えば 300 mEq の K を投与すると　体内総 Na 量＋体内総 K 量＝3,000＋300＝3,300 mEq となり，体内総水分量の 30 L で割ると血清 Na 濃度は 110 mEq/L となることが分かる。

スマートフォンのアプリなどを利用して血清 Na 濃度の補正をすることがあるかもしれないが，それらのほとんどは K の投与量を聞いてこない。基本を忘れると，思わぬ落とし穴に落ちるかもしれないので注意したい。

ODS：浸透圧性脱髄症候群（osmotic demyelination syndrome）

参考文献

1. Sterns RH. Disorders of plasma sodium —— causes, consequences, and correction. *N Engl J*

Med. 2015; 372: 55-65.　PMID: 25551526

2. Berl T, Rastegar A. A patient with severe hyponatremia and hypokalemia: osmotic demyelination following potassium repletion. *Am J Kidney Dis*. 2010; 55: 742-748.　PMID: 20338465

低Na血症の補正：
その目標と限界を知っておこう

低Na血症は過補正をしないことが最も大事

　慢性の低Na血症の補正は速すぎると浸透圧性脱髄症候群(ODS)が起こりうるため，ゆっくりと補正することが推奨されている。表に欧州および米国のガイドラインを示す(なお，米国のものは厳密にはガイドラインではない)[1,2]。

　昔から「6のルール」として，急性の低Na血症では6時間で6 mEq/L補正，慢性の低Na血症では1日で6 mEq/L補正といわれてきたが，表に示したガイドラインの値もこれとほぼ同じである。補正の目標のみならずその限界も明記したガイドラインは珍しく，それだけ低Na血症の過補正をしないことが重要であることの証左と認識するべきである。

　過補正を予防するには，過補正が起きやすい状況を理解することが必要となる。投与する輸液の濃度や速度はコントロールできるが，コントロールできないのが尿の濃さ(尿張度)と量である。低張尿が大量に出始めると容易に過補正が起きる。例えば尿浸透圧100 mOsm/kg以下の薄い尿の尿量が500 mL/時以上なら，補正の1日あたりの目標である6 mEqを数時間で超え，過補正となってしまう。そのため，低Na血症の補正に際しては，血清Na値のみならず尿張度と尿量を数時間おきに追う必要がある。

ODS：浸透圧性脱髄症候群(osmotic demyelination syndrome)

	欧州ガイドライン	米国ガイドライン	
		ODS 通常リスク群	ODS ハイリスク群
補正目標（24 時間）	5	4〜8	4〜6
補正限界（24 時間）	10	10〜12	8
補正限界（48 時間）	18	18	16

表　低 Na 血症の補正目標と限界（単位は mEq/L）

参考文献

1. Verbalis JG, Goldsmith SR, Greenberg A, et al. Diagnosis, evaluation, and treatment of hypo-natremia: expert panel recommendations. *Am J Med*. 2013; 126: S1-S42.　PMID: 24074529
2. Spasovski G, Vanholder R, Allolio B, et al. Clinical practice guideline on diagnosis and treat-ment of hyponatraemia. *Nephrol Dial Transplant*. 2014; 29: i1-i39.　PMID: 24569496

28

ビールに「おつまみ」がつくのには
ワケがある

「ビア・ポトマニア」の本態は溶質の摂取不足による水排泄障害

アルコールはADH作用を阻害するが，その利尿作用自体はおそらく古くから人類に知られていたと思われる（飲めばすぐに分かることなので）。シェイクスピアの四大悲劇の1つ『マクベス』にも，城の門番が酒の3つの効用として「鼻を赤くする，眠らせる，尿を出す」を挙げる場面がある（実際にはもう1点指摘しているのだが，それは読者自身で確認されたい）。

しかし，アルコールと同様のADH阻害作用をもつV_2受容体拮抗薬を内服すると自由水が失われて高Na血症になるのに対して，ビール多飲者にはむしろ「ビア・ポトマニア（beer potomania）」という低Na血症の病態がみられる。これは，尿量がADH作用と溶質量の2つで規定されるという大事な定理（p12，「乏尿の定義はなぜ400 mL/日以下なのか？」参照）を裏付けるよい例といえる。

ビア・ポトマニアは，ビール多飲者がビール「だけ」を大量に取って食事をしなくなることで起こる（よって，典型的にはアルコール依存患者にみられる）。中でも浸透圧物質（Na^+と尿素）のもととなる，食塩と蛋白質の摂取量が減ると，どれだけ尿を希釈しても尿量が増やせず，自由水の排泄が限られてしまう。

例えば，1日750 mOsmの溶質を取っていれば，50 mOsm/kgの最大希釈尿（ADHがまったくない状態）では15 L（750÷50）の尿が作れる。しかし1日250 mOsmの溶質しか取らないと，同じだけ希釈しても尿量は5 L（250÷50）にしかならない。実際には希釈能の障害もあって，自由水排泄能は2～3 Lに落ちているともいわれる[1]。

なお，これに関連してドイツでビールの利尿作用について論文[2]を発表したことで知られる文豪・森鷗外は，留学中の生活を記録した『独逸日記』において「当地ではビールジョッキは半リットルあり，25杯以上飲む人も稀ではない。私は3杯が限界だ」と驚嘆している[3]。人々は，Na^+や蛋白質（すなわちソーセージなど）も一緒に取って，水排泄を促進していたのだろう。

— 56

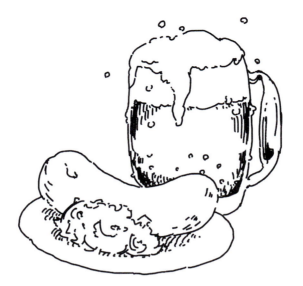

ADH：抗利尿ホルモン（antidiuretic hormone）

参考文献

1. Thaler SM, Teitelbaum I, Berl T. "Beer potomania" in non-beer drinkers: effect of low dietary solute intake. *Am J Kidney Dis*. 1998; 31: 1028-1031.　PMID: 9631849
2. Mori R. Über die diuretische Wirkung des Bieres. *Archiv für Hygiene*. 1887; 7: 354-404.
3. 森鷗外。『森鴎外全集〈13〉独逸日記・小倉日記』（1996）ちくま文庫。

29

水飲みコンテストは死のゲーム

大量の水を短時間で飲むと致死性の急性低Na血症となる

　　たくさん水を飲むとたくさん尿が出る。このことは小学生でも実感として知っている。尿量は摂取している溶質の量と尿浸透圧によって決まる(p12,「乏尿の定義はなぜ400 mL/日以下なのか？」参照)。きちんと食事をしていて腎機能が正常であれば，腎臓は1日の尿量を0.5 Lから12 Lと調節することができる。そのため，1日かけて，例えば7 Lの水を飲んでも問題は起こらない。しかし同量の水を短時間で飲むと，腎臓の排泄能を超え，急性の低Na血症になる。いわゆる「水中毒」である。

　　実際，米国で開かれた水飲みコンテストでは，7 Lの水を飲んだ若い女性が死亡し，大きなニュースとなった過去がある(「Wee for Wii事件」)[1]。亡くなった女性は3人の子どもの母親で，賞品のゲーム機を獲得しようとしていた。主催のラジオ地方局は，リスナーや司会者から上がっていた水中毒への警告を無視したことで責任を問われることとなった。

　　急性の低Na血症では脳浮腫に伴う中枢神経症状がみられる。低Na血症で問題となるのは，低Na血症の程度よりも低Na血症が急性か慢性かである。細胞の防御反応として，急性の低Na血症では細胞内の電解質を細胞外へ出すことで細胞の浮腫を改善させるが，慢性の低Na血症ではさらに有機浸透圧物質を放出することで細胞の浮腫をさらに改善することができ，浮腫の程度が軽くなる。このような理由から，低Na血症の程度が重度でなくても，急性の低Na血症では症状は重度となりうる。

参考文献

1.　Daily Mail "Family of mother who died after drinking seven litres of water in radio contest for Nintendo Wii awarded £10m"
https://www.dailymail.co.uk/news/article-1224051/Wee-For-Wii-water-drinking-contest-death-Jennifer-Stranges-family-awarded-10m.html（2019.8.8アクセス）

病院を難破船にするな

高Na血症はケアの質の低さの裏返し

　"*Water, water, everywhere*"とは，18世紀の英国詩人サミュエル・テイラー・コールリッジ（Samuel Taylor Coleridge, 1772〜1834）の物語詩『老水夫行』からの引用で，英語圏でふとした時に聞かれるフレーズだ。作中，老水夫は「難破船で見渡す限りの海水に囲まれているのに，甲板は干上がり一滴の飲み水もない」と嘆く。

　醤油や食塩の中毒(p61，「6リットルの勇気」参照)，利尿薬・尿崩症・下痢などによる自由水の喪失時などを除けば，高Na血症は水が摂取できないことで起こる。では患者は難破船に乗っているのかというと，そんなことはない。喉の渇きに気づけないか，水を飲むことが物理的に制限されているか，その両方かだ。

　この典型的な例が，病院あるいは施設に入院・入所中の患者だ。特に高齢者は口渇中枢の衰え，ADL低下による自由飲水行動の制限があるだけでなく，そもそもネフロン機能が衰え，尿の濃縮能が低下していることが多い（最大でも500〜700 mOsm/kgまでしか濃縮できない）[1]。また，高齢者に処方されることの多い利尿薬や下剤も自由水喪失を増悪させる。

　ただの検査値異常と思われるかもしれないが，ある研究によると，自宅から入院した高齢者に比べ，施設から入院した高齢者の高Na血症の合併率は10倍以上で，この群は各種交絡因子を調整したあとの病院内死亡率も高かった[2]。つまり，高Na血症は高齢者の受けている「ケアの質」の低さを示す指標とすら考えられるのだ。

　こうした害を予防するさまざまな注意喚起が必要だ。例えば英国では"NHS Hydration Sticker"というシールを入所者のコップに貼り，介護スタッフの手が届くところにこのコップを置くなどして積極的に飲水をうながす試みを行い，一定の効果を得たという[3]。シールがなければ「水を飲んでくださいね」の声掛けでもいい。これ以上，病院を難破船にしてはならない。

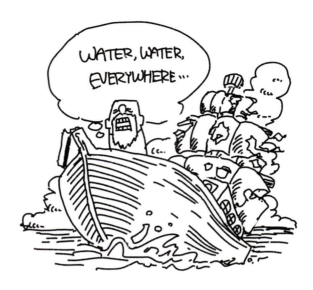

参考文献

1. Barry M. Brenner, Floyd C. Rector. *Brenner and Rector's the Kidney. 10th ed*. W B Saunders Co, 2016.
2. Wolff A, Stuckler D, McKee M. Are patients admitted to hospitals from care homes dehydrated? A retrospective analysis of hypernatraemia and in-hospital mortality. *J R Soc Med*. 2015; 108: 259-265.　PMID: 25592963
3. Bhatti A, Ash J, Gokani S, et al. Hydration Stickers - Improving oral hydration in vulnerable patients. *BMJ Qual Improv Rep*. 2017; 6: u211657.　PMID: 28607681

6リットルの勇気

自殺目的による超急性・超重度高Na血症には 5%糖液の超大量補液が必要となる

　低Na血症の補正速度に注意が必要なように(p54,「Na血症の補正：その目標と限界を知っておこう」参照)，高Na血症の補正速度にも注意が必要である。従来の0.5 mEq/L/時(10 mEq/L/日)未満より急速な群でも合併症に有意差がみられなかったという報告が出ているが[1]，脳が高浸透圧に適応した慢性症例では依然として急速補正に注意が必要だ。

　一方，180 mEq/Lを超えるような超重度の急性高Na血症を治療する際には，急速補正をするかしないかという究極の選択を瞬時に下さなければならない。というのも，多くの場合患者は食塩や醤油などを致死量(体重あたり0.75〜3.0 g)[2]を超えて摂取しているからだ(その多くは自殺目的)。この閾値を超えた場合の致死率はとても高く，一刻の猶予もない。

　もっとも，その決断はあまり難しくないかもしれない。急速補正しない死亡リスクはほぼ100%であり，急速補正で「失うもの」はあまりないからだ。また，超急性の高Na血症なら脳浮腫の危険は少ないかもしれない(脳が適応していないため)。そんなわけで，急速補正するしかなさそうだが，はたして合併症を起こすことなく救命などできるのだろうか？

　救命の報告は，あることにはある[3]。症例は0.9 Lサイズの醤油ボトルを友人にたきつけられて一気飲みした19歳の大学生で(とんだ悪友がいたものだ)，摂取4時間後に昏睡状態で搬送された。ERで6 Lの5%糖液を1時間で点滴すると，4 Lの尿が出て，184 mEq/LだったNa濃度が154 mEq/Lとなった(血糖値が上がった分を考慮しても，15 mEq/Lの低下だ)。さらに，低張の輸液と経鼻胃管からの自由水を投与され，32時間後にはNa濃度145 mEq/Lとなった。第3病日までに意識清明となり，第4病日には退院，1ヶ月後の大学の試験では好成績を残したという。

　この論文の著者自身，結果の応用には限界があることを強調している。あくまでも摂取タイミングが明確で，慢性高Na血症の可能性がなく，腎機能(Na

排泄能）が正常な例に対し，急速補正による重大なリスクを背負ったうえでの
「一か八か」の選択といえる。それでも，一石を投じる貴重な報告ではある。

参考文献

1. Chauhan K, Pattharanitima P, Patel N, et al. Rate of correction of hypernatremia and health outcomes in critically ill patients. *Clin J Am Soc Nephrol*. 2019; 14: 656-663.　PMID: 30948456
2. Richard C. Dart. *Medical Toxicology*. Lippincott Williams & Wilkins, 2004: 1057
3. Carlberg DJ, Borek HA, Syverud SA, et al. Survival of acute hypernatremia due to massive soy sauce ingestion. *J Emerg Med*. 2013; 45: 228-231.　PMID: 23735849

腎機能が正常ならばK摂取は無制限

腎臓は1日に400 mEq以上のKを排泄できる

　私たちの祖先である古代人はドングリなどの木の実を主食としていた。これらに含まれるKの量は多く，1日に400 mEq（バナナ40本，大きなトマト25個相当）以上のKを摂取していたとされる。その一方で，現代人は加工食品を食べる機会が増え，K摂取量は減っている。1日あたり60 mEq程度を摂取しているとされるが，厚生労働省発表の日本人の食事摂取基準によると，1日の目標量とされているK摂取量は男性で3,000 mg（約77 mEq）以上である。

　ではこれ以上のK摂取は「危険」なのだろうか？　実は，古代人のように1日に400 mEqのKを，現代人である私たちが摂取し続けても，高K血症にはならないことが知られている。健常人に1回100 mEqの食事を1日4回20日間摂取させても高K血症にはならず，尿中へのK排泄が約400 mEq/日になっただけであった（図）[1]。つまり，腎機能が正常であれば相当量のKを摂取しても「大丈夫」なのである。

　ただし，腎機能が正常でない場合はその限りではない。例えば透析患者の場合，1回の透析で除去できるKは100 mEq程度とされているので，無尿であれば2，3日間で合計100 mEq程度の摂取量とする必要がある。

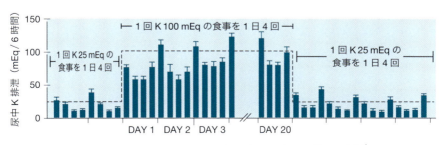

図　食事からのK摂取量による健常者の尿中K排泄量の変化[1]

参考文献

1. Rabelink TJ, Koomans HA, Hené RJ, et al. Early and late adjustment to potassium loading in humans. *Kidney Int*. 1990; 38: 942-947. PMID: 2266680

薬剤性の高K血症を整理しよう

そうすれば腎臓がK⁺を排泄する仕組みもおのずと分かる

　腎臓のK⁺排泄は遠位ネフロンが中心で，主には集合管まで流れてきたNa⁺が主細胞のENaCで再吸収されるのと引き換えに，ROMKなどから排泄される。そしてENaCからのNa⁺再吸収はRAA系の支配を受けている（図）。

　そのため，腎臓のK⁺排泄を障害する薬物は，表に示したように排泄機序とその調節機序に沿って考えると整理できる。高K血症をみたときには，可逆的な原因を同定してそれを除くことが重要であり，これらの薬物投与の有無を確かめなければならない。

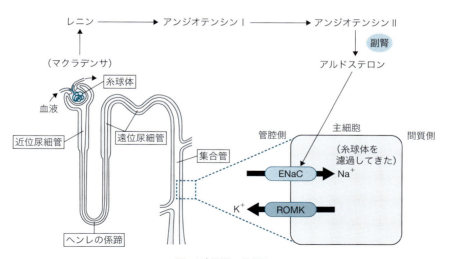

図　K⁺排泄の仕組み

K$^+$排泄の機序	障害する薬物
レニン産生	NSAIDs, β遮断薬, シクロスポリン, タクロリムス, レニン阻害薬
ACE	ACE阻害薬
アンジオテンシン受容体	ARB
アルドステロン産生	ヘパリン, ケトコナゾール
アルドステロン受容体	スピロノラクトン, エプレレノン
ENaC	アミロライド, トリアムテレン, トリメトプリム(ST合剤), ペンタミジン

ENaC：上皮型Na$^+$チャネル(epithelial Na$^+$ channel)，ROMK：腎髄質外部K$^+$チャネル(renal outer medullary K$^+$channel，内向き整流K$^+$チャネルともいう)，RAA：レニン-アンジオテンシン-アルドステロン(renin-angiotensin-aldosterone)，NSAIDs：非ステロイド性抗炎症薬(non-steroidal anti-inflammatory drugs)，ACE：アンジオテンシン変換酵素(angiotensin-converting enzyme)，ARB：アンジオテンシンⅡ受容体阻害薬(angiotensin Ⅱ receptor blocker)

参考文献

1. Palmer BF. Managing hyperkalemia caused by inhibitors of the renin-angiotensin-aldosterone system. *N Engl J Med.* 2004; 351: 585-592.　PMID: 15295051

腸管によるK^+のフィード・フォワード

細胞外液のK^+濃度を維持する，未解明の重要な仕組み

　細胞外液中のK^+濃度を4 mEq/Lとすれば，細胞外液を15 Lとしても全部で60 mEqにしかならない。これは1日のK^+摂取量(70〜100 mEq)にも満たないし，人体のK^+貯蔵量(約55 mEq/kg)の2%にすぎない。そんな小さなスペースにK^+摂取などで血中に多量のK^+が怒涛のように流入してくれば，いとも簡単に「水浸し」ならぬ「K^+浸し」になってしまいそうなものである。

　「K^+浸し」を防ぐ仕組みはいくつかあり，腎臓によるK^+排泄(p65，「薬剤性の高K血症を整理しよう」も参照)や，インスリン・pH・交感神経などによる細胞内へのシフトなどはよく知られている。しかし，実はK^+が入ってくる腸管にも重要な役割があることは，あまり知られていないかもしれない。

　多量のK^+を摂取すると数十分後に腎臓からのK^+排泄が増加する。この「フィード・フォワード」と呼ばれる現象は血中K^+濃度やアルドステロンなどに関係なく起こるため，体循環に入る前のどこか(腸管や門脈系)にあるK^+センサーが，K^+を感知して腎臓にシグナルを送っているのではないかと推察される(図)[1]。そのセンサーは見つかっていないが，腎臓側ではK^+負荷後に遠位尿細管のNCCが瞬時に脱リン酸化されるため[2]，この部位を支配する「何か」であ

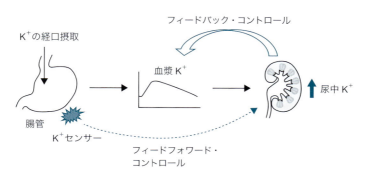

図　K^+の経口摂取で想定されるK^+濃度調節メカニズム

ると考えられる。

　『自省録』の中で「絶えず波が砕ける海崖のように決然と立ち，周囲の怒涛を手なずけよ」と説いたのは哲人皇帝マルクス・アウレリウスだが[3]，私たちの身体もまた，怒涛のK^+の前で，①腎排泄，②細胞内シフト，③腸管などのさまざまな仕組みによって血中K^+濃度を厳密かつ冷静にコントロールしているようだ。

NCC：Na^+/Cl^-共輸送体（Na^+/Cl^- cotransporter）

参考文献

1. Jang H. Youn. Gut sensing of potassium intake and its role in potassium homeostasis. *Semin Nephrol*. 2013; 33: 248-256.　PMID: 23953802
2. Sorensen MV, Grossmann S, Roesinger M, et al. Rapid dephosphorylation of the renal sodium chloride cotransporter in response to oral potassium intake in mice. *Kidney Int*. 2013; 83: 811-824.　PMID: 23447069
3. マルクス・アウレリウス（著），神谷美恵子（訳）。『自省録』（2007）岩波文庫。

低Mg血症は低K血症の始まり

Mg^{2+}は集合管にあるROMKからのK^+排泄を抑制する

　低Mg血症があると低K血症が治りにくいことは以前から知られており，その原因として集合管からのK^+喪失が示唆されてきた（Mg^{2+}を補充すると尿中へのK^+排泄は減少する）。現在では，この機序にROMKが関係していることが分かっている[1]。

　集合管にある主細胞はNa^+を再吸収してK^+を排泄しており，K^+排泄の主な経路にROMKがある（図1）。しかし，ROMKが図1のようにK^+を外向きに排泄するのは，Na^+が内腔側から細胞内に流入したときだけだ。というのも，ROMKは本来，「内向き整流」と呼ばれるように，外向きにK^+を通しにくいチャネルだからだ。チャネルの細胞内ドメインにK^+の流出をブロックする機序が想定されているが，実はその1つが細胞内のMg^{2+}である[1,2]。

　細胞内のMg^{2+}は，ROMKに結合してK^+排泄を抑制している（図2）。そのため，低Mg血症で細胞内のMg^{2+}が欠乏すると，その抑制がなくなってしまい，K^+が外向きに排泄されやすくなる（図3）。前述のように，（アルドステロンや尿細管内腔のNa^+増加により）細胞内へのNa^+流入が亢進したときにはなおさらだ。

　低Mg血症は低K血症の半数にみられるともいわれる。低K血症をみたらMg濃度を測り，必要なら補正するようにしたい。

ROMK：腎髄質外部K^+チャネル（renal outer medullary K^+ channel，内向き整流K^+チャネルともいう）

参考文献

1. Huang CL, Kuo E. Mechanism of hypokalemia in magnesium deficiency. *J Am Soc Nephrol.* 2007; 18: 2649-2652.　PMID: 17804670
2. Yang L, Frindt G, Palmer LG. Magnesium modulates ROMK channel-mediated potassium secretion. *J Am Soc Nephrol.* 2010; 21: 2109-2116.　PMID: 21030597

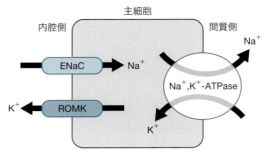

図1 主細胞におけるK⁺排泄
ENaC：上皮型Na⁺チャネル，ROMK：腎髄質外部K⁺チャネル

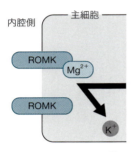

図2 平常時はROMKにMg^{2+}が結合し，K⁺排泄を抑制する

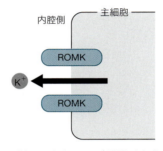

図3 低Mg血症ではK⁺排泄が亢進する

そのKは，みせかけだ！

偽性高K血症の診断には，正確な濃度測定が最も重要

電解質（ナトリウム・カリウム）

9 mEq/L という著明な高K血症に出会うことはあまりないかもしれないが，もし経験したら反射的に腎臓内科医に電話するだろう。空港職員に「爆弾！」，循環器内科医に「ST上昇！」と叫ぶようなもので，電話を受けた腎臓内科医はきっと，あなたのもとへ駆けつけてくれるに違いない。しかし，透析してくれるかは，別だ。

K^+濃度がここまで高い場合，①細胞の崩壊によりKが大量に血中にあふれだしている，②Kが排泄できなくなってからしばらく時間が経過している，そして，③みせかけの高K血症，すなわち「偽性高K血症(pseudohyperkalemia)」が考えられる。①や②の場合には当然透析が考慮されるが，③の場合には透析は必要ない。

③の代表例は，CLLなど血球数が多い疾患だ。CLLに限ったことではないが，血中に何十万$/mm^3$も白血球があると，これらが試験管内で自然崩壊してしまい（検体を揺らしただけでも崩れてしまうほどだ），細胞内のK^+が検体にあふれて検査値が偽性に高くなる。

しかし，例えばCLL患者に高K血症がみられたとき，「そのKはみせかけで，透析は必要ありません」と言っただけでは説得力がない。実際，白血球の崩壊が試験管内だけでなく患者の体内でも起こっているのなら①に相当し（例：腫瘍崩壊症候群），透析が必要かもしれない。このトリックを見破るには，どうしたらいいのだろうか？

鍵は，心電図変化と正確なK^+濃度の測定だ。K^+濃度が9 mEq/Lもあれば心電図に変化があることが多い。しかし，なかったとしても高K血症を完全には否定できない[1,2]。最も重要なのは正確なK^+濃度の測定である。抗凝固薬のない採血管で遠心分離もせずに得た血清成分で測定するのがベストだが，血液ガス分析器による全血の測定が比較的簡便で，よく行われる[3]。

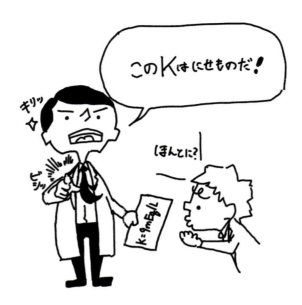

CLL：慢性リンパ球性白血病（chronic lymphocytic leukemia）

参考文献

1. Montague BT, Ouellette JR, Buller GK. Retrospective review of the frequency of ECG changes in hyperkalemia. *Clin J Am Soc Nephrol*. 2008; 3: 324-330.　PMID: 18235147
2. Ryuge A, Nomura A, Shimizu H, et al. Warning: The ECG may be normal in severe hyperkalemia. *Intern Med*. 2017; 56: 2243-2244.　PMID: 28781297
3. Shah V, Lee JW. Pseudohyperkalemia in the setting of chronic lymphocytic leukemia. *J Clin Anesth*. 2012; 24: 347-348.　PMID: 22608593

細胞内外へのシフトによる
K異常症を忘れてはいけない

細胞内シフトによる低K血症は
その治療に細心の注意が必要

電解質（ナトリウム・カリウム）

　低K性周期性四肢麻痺（hypokalemic periodic paralysis）では文字どおり低K血症がみられるが，このとき体内にK不足は生じていない。K^+が細胞内にシフトしているために，低K血症となっているだけである。このような低K血症に対し不用意にKを補充すると，リバウンドにより致死的な高K血症を引き起こすことがある[1]。K^+の細胞内シフトの原因がなくなれば，K^+は再度細胞内から細胞外へ戻り，何もしなくても低K血症は改善する。症候性である場合は細心の注意を払いKを補充することとなる。

　逆に，体内のKは過剰ではないのに高K血症となることがある。有名なのは無尿維持透析患者の"fasting hyperkalemia"である[2]。Kの腎排泄ができない無尿の維持透析患者において，検査や手術のために前日から禁食にしていたにもかかわらず，当日に高K血症となっていることがある。「Kが入っていないのに，なぜ？」と思うかもしれないが，Kを細胞内にシフトさせておくには，インスリンの働きが重要なのである。糖を含む輸液によりインスリン分泌を促すことが，無尿維持透析患者のfasting hyperkalemiaを防ぐポイントである。

　頻度は決して高くはないが，細胞内外へのシフトによりK異常症が起こることを忘れてはいけない。

参考文献

1. Ahmed I, Chilimuri SS. Fatal dysrhythmia following potassium replacement for hypokalemic periodic paralysis. *West J Emerg Med*. 2010; 11: 57-59.　PMID: 20411077
2. Allon M. Hyperkalemia in end-stage renal disease: mechanisms and management. *J Am Soc Nephrol*. 1995; 6: 1134-1142.　PMID: 8589279

高K血症の治療：
New K's On The Block

50年ぶりの経口カリウム吸着薬が日本でも治験中

　RAAS阻害薬であるスピロノラクトンの心不全予後改善に対する有用性を示したRALES studyの発表後に高K血症による入院と死亡が増えたことからも分かるように，薬剤性の高K血症は無視できない問題である[1,2]。CKD患者においても高K血症が心配なために，例えば蛋白尿を認める2型糖尿病CKD患者にRAA系阻害薬の投与を躊躇することがある。このため，高K血症のコントロールをよりよくすることで，今まで高K血症を恐れてRAAS阻害薬を投与できなかった患者にも投与できるようになることが期待されている。

　日本では現在，CKD患者の高K血症を，必要に応じて，ポリスチレンスルホン酸ナトリウム（ケイキサレート）などを投与することで，RAAS阻害薬の長期投与を実現させようとしているが，その効果は必ずしも十分ではない。また，ケイキサレートなどは副作用（例：便秘）や内服のしづらさといった問題があり，必ずしもすべての患者に受け入れられてはいない。

　そのような中，欧米では50年ぶりの経口カリウム吸着薬が登場している。パチロマーとジルコニウムナトリウム環状ケイ酸塩（ZS-9）である（日本では未発売）。これらはRAA系阻害薬内服中のCKD患者においても，高K血症を改善させ，RAS阻害薬の継続を可能にしたことが報告されている。ZS-9はまた，パチロマーと違い，急性期の治療にも使える可能性（4時間で血清Kを低下させる）が報告されている。なお，ZS-9やパチロマーにも低Mg血症や便秘といった副作用がある。

RAA：レニン–アンジオテンシン–アルドステロン（renin-angiotensin-aldosterone），CKD：慢性腎臓病（chronic kidney disease）

参考文献

1. Pitt B, Zannad F, Remme WJ, et al. The effect of spironolactone on morbidity and mortality in patients with severe heart failure. Randomized Aldactone Evaluation Study Investigators. *N*

Engl J Med. 1999; 341: 709-717.　PMID: 10471456

2. Juurlink DN, Mamdani MM, Lee DS, et al. Rates of hyperkalemia after publication of the Randomized Aldactone Evaluation Study. *N Engl J Med*. 2004; 351: 543-551.　PMID: 15295047

K補充は過ぎたるは及ばざるが如し

K補充は医原性の高K血症に注意

　健常者においてはK異常症が起こる頻度はNa異常症より低い。そして意外かもしれないが，高K血症が起こる頻度は低K血症よりも低い[1]。高K血症の発症頻度の低さは，腎臓がもつ優れたK排泄能の裏付けである，と考えることができる(p63，「腎機能が正常ならばK摂取は無制限」参照)。低K血症は，院外よりも院内で発症する場合が多く，その大部分が医原性であるとされる。つまり，入院中に投与される，薬物やKを含まない輸液などが原因となる[2]。

　医原性の低K血症が多いのと同様に，低K血症の治療による医原性の高K血症も無視できない。低K血症の治療により6人に1人が高K血症になったとの報告もある[3]。低K血症の治療の際にはまず，血清K値からK欠乏量の大まかな量の目安をつけることが大事である(図)。性別，筋肉量により大幅に異なるので1つの目安に過ぎないが，血清Kが3 mEq/Lでも数百mEqのK欠乏があるとされる。しかし，何よりも重要なのは，血清K値をこまめに測定し，過補正を起こさないことである。特にRAS阻害薬などを内服している状況でのK補充は細心の注意が必要となる。「正常」ではなく「正常下限」を目安に補正するつもりでよい。

RAS：レニン-アンジオテンシン系(renin-angiotensin system)

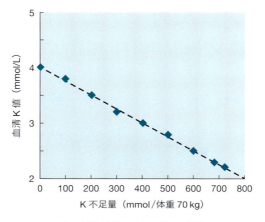

図　血清K値とK不足量の目安

参考文献

1. Liamis G, Rodenburg EM, Hofman A, et al. Electrolyte disorders in community subjects: prevalence and risk factors. *Am J Med*. 2013; 126: 256-263.　PMID: 23332973
2. Paice BJ, Paterson KR, Onyanga-Omara F, et al. Record linkage study of hypokalaemia in hospitalized patients. *Postgrad Med J*. 1986; 62: 187-191.　PMID: 3714603
3. Crop MJ, Hoorn EJ, Lindemans J, et al. Hypokalaemia and subsequent hyperkalaemia in hospitalized patients. *Nephrol Dial Transplant*. 2007; 22: 3471-3477.　PMID: 17848395

名馬の教えてくれた, 高Ｋ性周期性四肢麻痺

周期性四肢麻痺は低Ｋ血症と 甲状腺機能亢進症に伴うものだけでない

米国にインプレッシブという名前の馬がいた(1969〜1995)。American quarter horseという, 短距離レース・乗馬・ロデオなどに使われる品種で, レースの成績は振るわなかったが, 肉付きが良いため種牡馬として人気になり, 2,200以上の仔の父になったという。

ところが1980年代に入り, インプレッシブの産駒に原因不明の麻痺を繰り返すものが多発した。痙攣でもなく, 意識もあるのに突然ガクンと脚が立たなくなり, ひどいと呼吸筋麻痺で死に至る。痛みもなく, 馬もどうして立てないのかわからず混乱する。乗馬している人も落馬する可能性があるので危ない。

現在では, これは骨格筋の神経筋接合部にあるNa^+チャネルαサブユニットのNav1.4をコードする, *SCN4A*遺伝子変異によるものであることが分かっている[1]。運動後や高Ｋ食のあとで少しでも血中K^+濃度が上がると相対的に膜電位が上がる。しかしこの遺伝子変異は, 膜電位上昇によってNa^+チャネルが開き続ける異常を引き起こす。そのため脱分極が維持されてしまい, 筋肉が不応期になって麻痺が起きる[2]。

これは高Ｋ性周期性四肢麻痺(hyperkalemic periodic paralysis)と呼ばれ, ヒトでもこの遺伝子のさまざまな変異が同様な病態を起こすことが知られている[3]。このように, 周期性四肢麻痺といえば低Ｋ血症や甲状腺機能亢進症に伴うものが有名だが, 高Ｋ血症によるものもあるのだ。もっとも, 「低カリウム性」を意識して「高カリウム性」と呼ばれるものの, 発作時のK^+濃度は5 mEq/L程度とさほど高くないことに注意が必要だ。

治療には炭水化物食(インスリン分泌を促進しK^+を細胞内にシフトさせる), Ｋ喪失性の利尿薬(サイアザイド系, アセタゾラミド), β刺激薬の吸入などが行われる。なお, 上記遺伝疾患でなくても, 8〜10 mEq/Lの最重度高Ｋ血症は二次性にGuillain-Barré症候群に似た上行性麻痺をきたすことが知られている[4]。

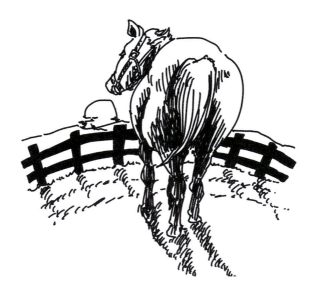

参考文献

1. Rudolph JA, Spier SJ, Byrns G, et al. Periodic paralysis in quarter horses: a sodium channel mutation disseminated by selective breeding. *Nat Genet*. 1992; 2: 144-147.   PMID: 1338908
2. Lehmann-Horn F and Jurkat-Rott K. Voltage-gated ion channels and hereditary disease. *Physiol Rev*. 1999; 79: 1317-1372.   PMID: 10508236
3. Fontaine B, Lapie P, Plassart E, et al. Periodic paralysis and voltage-gated ion channels. *Kidney Int*. 1996; 49: 9-18.   PMID: 8770943
4. Evers S, Engelien A, Karsch V, et al. Secondary hyperkalaemic paralysis. *J Neurol Neurosurg Psychiatry*. 1998; 64: 249-252.   PMID: 9489541

Part 3

酸塩基平衡

尿pHは宝の山

酸排泄能を反映したり，糖尿病発症を予測したりと，注目すべき点は多い

　検尿の測定項目には潜血，蛋白，糖，比重，ケトンなどさまざまなものがあるが，尿pHに特段の注意を払う人はあまり多くないかもしれない。しかし，腎臓内科医にとっては宝の山であるため，ここにその理由を紹介したい。

　検査会社の資料などには，尿pHの基準値は「4.5〜8」などと記されている。しかしpHは対数表記だから，pH4.5の尿中H^+濃度はpH8の約3,000倍（10の3.5乗）もある。それに対して血液pHの基準値は7.35〜7.45。上限と下限のpHは約1.2倍（10の0.1乗）しか開きがない。ここから察せられるように，私たちは尿pHを変動させることで血液pHを維持している。具体的には，酸を摂取しただけH^+排泄を増やすので尿pHは下がり，アルカリを摂取しただけH^+排泄を減らす（HCO_3^-排泄を増やす）ので尿pHは上がる。

　したがって，尿pHが低い場合には酸摂取が多いことが示唆される。酸性尿ではH^+が電離した尿酸イオンと結合して結晶し，結石のリスクとなる。また近年では，酸負荷が糖尿病発症のリスク因子であることが示され[1,2]，尿pH5.0と糖尿病発症の相関を示すデータもある[3]。

　ならば尿pHが高い人は野菜（アルカリ）摂取の多い健康な人ばかりなのかというと，そうとも限らない。高HCO_3^-血症（代謝性アルカローシスや，呼吸性アシドーシスの代償），プロテウス属やクレブシエラ菌などのウレアーゼ産生菌による尿路感染症，酸排泄能の低下（尿細管アシドーシスなど）でも尿pHは高くなる[4]。

　尿pHが高いことの問題点もやはり結石であり，ウレアーゼ産生菌によるリン酸マグネシウムアンモニウム結石（ストルバイト），リン酸カルシウム結石のリスクになる。また，尿試験紙法による尿蛋白検査はpH指示薬を原理に用いているため[5]，アルカリ尿（pH7.5以上）では偽陽性になることがあり，健診異常の場合に念頭におく必要がある（p8，「尿蛋白定性をあてにするな」も参照）。

参考文献

1. Fagherazzi G, Vilier A, Bonnet F, et al. Dietary acid load and risk of type 2 diabetes: the E3N-EPIC cohort study. *Diabetologia*. 2014; 57: 313-320.　PMID: 24232975

2. Akter S, Kurotani K, Kashino I, et al. High dietary acid load score is associated with increased risk of type 2 diabetes in japanese men: The Japan Public Health Center-based prospective Study. *J Nutr*. 2016; 146: 1076-1083.　PMID: 27052540

3. Hashimoto Y, Hamaguchi M, Nakanishi N, et al. Urinary pH is a predictor of diabetes in men; a population based large scale cohort study. *Diabetes Res Clin Pract*. 2017; 130: 9-14.　PMID: 28551482

4. Simerville JA, Maxted WC, Pahira JJ. Urinalysis: a comprehensive review. *Am Fam Physician*. 2005; 71: 1153-1162.　PMID: 15791892

5. Feig F, Anger U. Eine Tüpfelreaktion zum Nachweis von nativem Eiweiß. *Microchem. Acta*. 1937; 2: 107-110.

Na$^+$-Cl$^-$の落とし穴：理論編

やはり酸塩基平衡の評価にはAGとHCO$_3^-$が必要

　HCO$_3^-$をルーチンの生化学検査で測ることが一般的でない日本においては，以前から次善の策としてNa$^+$とCl$^-$の差（Na$^+$-Cl$^-$）が酸塩基平衡の推定に用いられてきた．図Aのように，Na$^+$-Cl$^-$は，測定されない陰イオンと測定されない陽イオンの差，すなわちアニオンギャップ（AG）とHCO$_3^-$の和になり，正常ならば（12 mmol/Lと24 mmol/Lの和である）36 mmol/Lのはずだ．

　Na$^+$-Cl$^-$が低い場合（図B）には，AGが正常と仮定すればHCO$_3^-$が下がっていることになり，AG正常代謝性アシドーシスが示唆される．逆に高い場合（図C）はAG正常代謝性アルカローシス（図C）が示唆されるというわけだ．

　しかし図Cでは，呼吸性アルカローシスを代償してHCO$_3^-$が下がっている可能性もある．また，AG開大性アシドーシスではNa$^+$-Cl$^-$は原則36のままと変化しない（図D）．このように，Na$^+$-Cl$^-$は完全ではないことに注意が必要

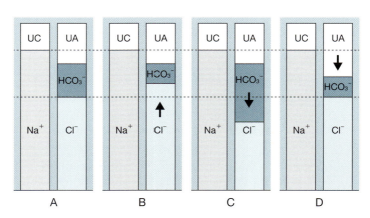

図A：正常，図B：AG正常代謝性アシドーシス，図C：AG正常代謝性アルカローシスあるいは呼吸性アシドーシスの代償，図D：AG開大代謝性アシドーシス．
UC：測定されない陽イオン，UA：測定されない陰イオン

だ。次項ではこの点に関して筆者の犯した間違いを紹介しているので，そちら
も参照されたい。

AG：アニオンギャップ（anion gap）

酸塩基平衡

Na$^+$-Cl$^-$の落とし穴：実践編

やはり病歴が最も重要（本音：血液ガスを測ろう！）

著者も Na$^+$-Cl$^-$ を用いて数多くの失敗に陥った1人だ。ここに2例を紹介するが，1例目は高Na血症のコンサルトで，血液検査結果は次のとおりだった：

$$Na^+ \; 155 \; mEq/L \quad Cl^- \; 125 \; mEq/L$$

おや，Na$^+$-Cl$^-$ が30しかない。アシドーシスか？　しかし食事が取れず体液量の低下した患者であり，どちらかといえばCl$^-$欠乏によるアルカローシスを疑う。血液ガスを測定したところ：

$$HCO_3^- \; 25 \; mmol/L \quad P_{CO_2} \; 33 \; mmHg \quad pH \; 7.50$$

であり，アニオンギャップ（AG）が5 mmol/Lと低下していた。病歴を確認したところ，実は患者は免疫グロブリン療法後であり，陽性荷電したグロブリン（測定されない陽イオン）のためAGが低下し，Na$^+$-Cl$^-$ が低下したものと思われる。

2例目は高K血症のコンサルトで，血液検査結果は以下のようだった：

$$Na^+ \; 134 \; mEq/L \quad Cl^- \; 88 \; mEq/L$$

おやおや，Na$^+$-Cl$^-$ が46もある。アルカローシスか？　しかし他の検査項目をみると Cr 9 mg/dL，K$^+$ 7.7 mEq/L。AKI患者であり，病歴からはAG開大性アシドーシスを疑う。緊急に透析カテーテルを挿入し，そこから採血して血液ガスを測定すると：

$$HCO_3^- \; 16 \; mmol/L \quad P_{CO_2} \; 33 \; mmHg \quad pH \; 7.30$$

AGが30 mmol/Lと著明に開大していた。もちろんAKIでもAGは開大しうるが，他に原因がないかと病歴を見直すとメトホルミン内服中であり，乳酸を測定してみると高値であった（p96，「フレンチ・ライラックの花咲く頃」も参照）。

以上の2症例は，Na^+-Cl^-が異常値であったから気づけた。しかし「Na^+-Cl^-が正常でも AG と HCO_3^- が異常（片方が下がったぶん，もう片方が上がっているなど）」なケースとなると，血液ガスを一緒に測らなければ確実に見逃す。こうした過ちから反省して，筆者は今では必ず血液ガスを測るようにしている。

AG：アニオンギャップ（anion gap），AKI：急性腎障害（acute kidney injury）

酸塩基平衡

44

Stewart法からみた輸液

Stewart法では，強イオン差ゼロの生理食塩液は酸性

　カナダの化学者ピーター・スチュワート（Peter A. Stewart, 1921〜1993）が考案した酸塩基平衡の解釈，Stewart法[1]。詳細な解説は他の文献[2]に譲るが，ここではStewart法による3つのpH規定因子の1つ「強イオン差（SID）」について説明する[注]。強イオンとは水溶液中で完全に電離するイオンのことで，血液中で最も多い強陽イオンはNa^+，強陰イオンはCl^-だ。そして，強陽イオンと強陰イオンの差をSIDという。

　水溶液中の強陽イオンと強陰イオンの濃度に差があることにより，電気的中性を維持するために水を電離させる（$H_2O \rightarrow H^+ + OH^-$）力が生まれる，というのがStewart法の大原則だ。つまり，強陽イオンのほうが多ければ陰イオンのOH^-を増やし，H^+が減る（$[H^+]$と$[OH^-]$の積は25℃で10^{-14} $[mEq/L]^2$と一定のため）。逆に強陰イオンのほうが多ければ陽イオンのH^+を増やし，OH^-が減る。言い換えれば，SIDが大きな溶液ほどアルカリ性，小さな溶液ほど酸性ということになる。

　ここで具体的な例をあげよう。表に示したように，血液のSID（Na^+-Cl^-で代用）は約36 mEq/Lだ。一方，生理食塩液のSIDは0 mEq/L，「生理的輸液」の1つである乳酸リンゲル液のSIDは28 mEq/L。そのため，SIDが極めて低い生理食塩液を輸液すれば血中のSIDが下がり，アシドーシスとなる（Stewart法はこれを「強イオン差性アシドーシス」と呼ぶ）。一方，乳酸リンゲル液はSIDが血液に近く，酸塩基平衡の異常を起こしにくい。

　難解とされるStewart法だが，日本で日常的に使われるNa^+-Cl^-はSIDとよく相関する[3]ので，そう考えれば身近に感じられるかもしれない（p84,「Na^+-Cl^-の落とし穴：理論編」も参照）。なおStewart法のより実践的な用法については次項も参照のこと。

— 88

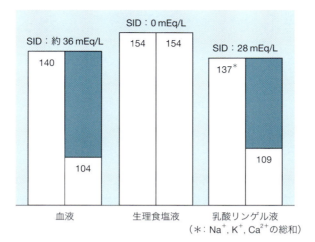

図　SIDの例
2本並んだ棒グラフの左側は強陽イオン，右側は強陰イオン

注：残りの2つは総弱酸酸度（A_{TOT}）と二酸化炭素分圧（P_{CO_2}）である。

SID：強イオン差（strong ion difference）

参考文献
1. Peter A. Stewart. *How to Understand Acid-base: A Quantitative Acid-base Primer for Biology and Medicine*. Hodder Arnold H&S, 1981: 145.
   https://issuu.com/acidbase/docs/htuab （2019.8.9アクセス）
2. Adrogué HJ and Madias NE. Assessing Acid-Base Status: Physiologic Versus Physicochemical Approach. *Am J Kidney Dis*. 2016; 68: 793-802.　PMID: 27590096
3. Nagaoka D, Nassar Junior AP, Maciel AT, et al. The use of sodium-chloride difference and chloride-sodium ratio as strong ion difference surrogates in the evaluation of metabolic acidosis in critically ill patients. *J Crit Care*. 2010; 25: 525-531.　PMID: 20381294

簡易Stewart法を使ってみよう

簡易Stewart法では代謝性酸塩基平衡異常の定量的視点を得られる

　本来のStewart法の計算は暗算で行えるようなものではない。このためスマートフォン用のアプリなどもある。計算が難しい，などの批判を受け，簡易Stewart法（下記式）が提唱されている[1]。ここではその簡易Stewart法について簡単に概説したい。下記式を①から④の4つに分けて考える。

$$SBE＝[Na^+－Cl^-－35]＋[1－乳酸]＋[2.5×(4.2-アルブミン)]＋その他のイオン$$

　まずその前に，過剰塩基量（BE）と標準過剰塩基量（SBE）について。BEは生体内で37.0℃，$Paco_2$ 40 mmHgの血漿をpH7.40に戻すのにどれだけの量の酸や塩基が必要かを示している。base＝塩基であることからも，この値がマイナスの場合は酸が蓄積，つまり代謝性アシドーシスの存在が，値がプラスの場合は，塩基が過剰，つまり代謝性アルカローシスの存在が示唆される。SBEはこのBEを改良したものであり，正確には同一のものではないが，代用される（詳細は他書を参照）。

① Na^+とCl^-の影響を計算：$Na^+－Cl^-－35$

　Na^+の正常値を140，Cl^-の正常値を105として，$Na^+－Cl^-－35$によりNa^+とCl^-の影響をみている。ここが正なら代謝性アルカローシスが，負なら代謝性アシドーシスが少なくとも存在する。$Na^+－Cl^-＝36$の考え方に通じる。

② 乳酸の影響を計算：1－乳酸

　乳酸の正常値を1として，乳酸アシドーシスの影響をここでみている。ここで使用している乳酸の単位はmmol/Lであることに注意したい。

③ アルブミンの影響を計算：$2.5×(4.2-アルブミン)$

　Stewart法では低アルブミン血症は低アルブミン性代謝性アルカローシスを，高アルブミン血症は高アルブミン性代謝性アシドーシスを起こすと考える。ここでは，そのアルブミンの影響をみている。

④　他のイオンの影響を計算：SBE−（①＋②＋③）

　実測していないイオンを含むその他のイオンの影響をここでみる。乳酸を実測していないときには乳酸の影響もここに含まれてくる。実測していないイオンとして硫酸イオン，ケト酸イオン，Ca^{2+}，リンなどの影響もここに含まれる。

　Boston法にはない簡易Stewart法の特徴として，それぞれの代謝性酸塩基平衡異常を定量的にみることができることがあげられる。上式の計算によりSBEに占めるそれぞれの代謝性酸塩基平衡異常の寄与度が定量的に分かる。

BE：過剰塩基量（base excess），SBE：標準過剰塩基量（standard baes excess）

参考文献

1. Story DA. Stewart acid-base: a simplified bedside approach. *Anesth Analg.* 2016; 123: 511-515. PMID: 27140683

酸塩基平衡

46

HCO_3^- 必要量の計算式の
ピットフォールを知ろう

計算式を過信せず少量ずつ補充していくことが
電解質補正の大原則

　$NaHCO_3$溶液の添付文書には下記のような必要量の計算式が書かれており[1]，これを使って計算することも多いかと思う。

　　　　必要量(mEq)＝不足塩基量(mEq/L)×0.2×体重(kg)

　そこで，この計算式がどのような根拠と前提で作られているのかを確認し，応用時の注意点について考えてみよう。

　まず，右辺の最初にある「不足塩基量(BD)」は，過剰塩基量(BE)という概念を基礎にした考え方だ。BEはデンマークの化学者オーレ・シガール-アンデルセン(Ole Siggaard-Andersen, 1932〜)らが提唱し，酸塩基異常において(呼吸性の要素を除き)どれだけ塩基が過剰(≒または欠乏)しているかの指標だ[2]。

　　　　$BE＝0.9287[HCO_3^-－24.4＋14.83(pH－7.4)]$

　幸い，BEは血液ガス分析器が自動で計算してくれるので，この式を覚える必要はない。しかし，BEが患者のHCO_3^-濃度と正常HCO_3^-濃度(24 mmol/L)の単純な差とまったく同じではないことには注意が必要だ。

　つぎに，右辺の残り部分(係数×体重)はHCO_3^-の分布容積を表す。これは要するに，患者を数十リットルのHCO_3^-溶液に見立てているのである。しかしこの分布容積はpHなど諸条件によって大きく変わるため，現実と乖離することもある[3]。

　では不足量を算出したとして，それをどう補えばよいだろうか？　結論からいうと，不足量にかかわらず少量ずつ補充して，HCO_3^-値などをチェックして量の増減を行うのが最も確実だ[4,5]。不足量は通帳の残高のようなもので，日々のHCO_3^-喪失量(下痢)，蓄積量(経鼻胃管の排液，利尿薬使用などによる)によっても変動するからだ。

　さらに，急激に大量の$NaHCO_3$を補充することは，CO_2の蓄積による細胞内アシドーシス発現の誘因となるおそれがあるし(参考文献1にもその旨の記載が

— 92

ある），7％，8.4％の高濃度溶液にはHCO$_3$$^-$と同量のNa$^+$が含まれている（それ
ぞれ833 mEq/L，1,000 mEq/L）ため，高Na血症にも注意が必要だ。

　計算式はすばらしいが，実臨床には無限の変数があって，それら全てを考慮
することはできない。よって，計算式を過信せず少量ずつ補充していくこと
は，HCO$_3$$^-$だけでなく電解質補正の大原則といえる（p76，「K補正は過ぎたるは
及ばざるが如し」も参照）。

BD：不足塩基量（base deficit），BE：過剰塩基量（base excess）

参考文献

1. 独立行政法人医薬品医療機器総合機構『メイロン静注7％（20 mL管）/メイロン静注7％
   （250 mL袋）』
   http://www.info.pmda.go.jp/go/pack/3929400A3238_1_04/（2019.7.19アクセス）
2. Andersen OS. Blood acid-base alignment nomogram. Scales for pH, pCO$_2$ base excess of
   whole blood of different hemoglobin concentrations, plasma bicarbonate, and plasma to-
   tal-CO$_2$. *Scand J Clin Lab Invest*. 1963; 15: 211-217.　PMID: 14012796
3. Fernandez PC, Cohen RM, Feldman GM. The concept of bicarbonate distribution space: the
   crucial role of body buffers. *Kidney Int*. 1989; 36: 747-752.　PMID: 2693799
4. Raphael KL. Approach to the treatment of chronic metabolic acidosis in CKD. *Am J Kidney
   Dis*. 2016; 67: 696-702.　PMID: 26776539
5. Sabatini S, Kurtzman NA. Bicarbonate therapy in severe metabolic acidosis. *J Am Soc Nephrol*.
   2009; 20: 692-695.　PMID: 18322160

酸塩基平衡

47

カチオンは陽イオン，
アニオンは陰イオン

覚え方と語源，そして陰陽思想のありがたさを知ろう

「カチオン（cation）は陽イオン，アニオン（anion）は陰イオンを指す」といわれても，すぐに「ああそうか」とは納得できないかもしれない。どちらがどちらかを覚えるのに苦労するのは英語圏も同じで，「CATion（ネコ）はPAWsitive（肉球）だから陽イオン」「アニオンはA Negative IONで陰イオン」という語呂合わせがあるくらいである。

しかし，カチオンのcatはもちろんネコではなく，「おりる（down）」を意味する古代ギリシャ語根"kata"に由来する[注1]。一方アニオンは「あがる（up）」を意味する古代ギリシャ語根"ana"に由来する[注2]。「同化」「異化」がanabolism（build up），catabolism（break down）と呼ばれるのも同じ理由だ。

高校化学を思い出すかもしれないが，19世紀のイギリス人物理学者ファラデー（Michael Faraday, 1791〜1867）は，電気分解の実験で電解質中の2つの電極の間に電流が流れることを発見した。そしてこれを論文化するにあたり，2つの電極を区別するために「太陽が昇る方角が東，沈む方角が西」……のような定義が必要になった。そこで彼は哲学科学者ウィリアム・ヒューウェル（William Whewell, 1794〜1866）に相談し，太陽になぞらえ，電流は「昇る電極（anode）」から「沈む電極（catohode）」に流れると定義してはどうか，ということになった[1]。そしてそれぞれの電極に集まるイオンがanion，cationとなったのである[2]。

このように由緒正しい語源はあるものの，電子も発見されていなかった頃の命名であり，現在では混乱を招く用語といわざるをえない。それに対して日本語では，陽性荷電と陰性荷電なことが一目瞭然で優れているなあと筆者は感じる。いっそ英語も"yang-ion""yin-ion"と命名し直したいぐらいである。

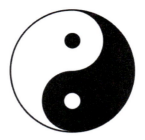

注1： カテーテル（catheter）も同様に，"*kata*"（下）+ "*hienai*"（送る）+ "*ter*"（〜するもの）で「下ろすもの」と分解できる。

注2： "*ana*" には強調の意味もあり，アナフィラキシー（anaphylaxis）は「過剰に守る」状態だ（anaを否定を意味するan-と解釈すれば，「守りがない」状態ともいえる）。

参考文献

1. Ross S, Michael F, Harold BH. Faraday consults the scholars: the origins of the terms of electrochemistry. *Notes Rec. R. Soc. Lond*. 1961; 16. DOI: 10.1098/rsnr.1961.0038
2. Michael F. VI. Experimental researches in electricity.-Seventh Series. *Phil. Trans. R. Soc*. 1834; 124. DOI: 10.1098/rstl.1834.0008

48 フレンチ・ライラックの花咲く頃

欧州を中心とした，CKD患者における メトホルミンの適応を拡大する動き

　マメ科植物のフレンチ・ライラックは中世から糖尿病の治療に用いられていたが，その主成分であるビグアナイドが製品化されたのは1950年代のことだ。きっかけは1918年，副甲状腺機能低下症で起きるけいれんの原因と考えられていたグアニジンを実験動物に注射したら血糖が下がった，という偶然の発見による[1]。

　その後フェンフォルミン，ブフォルミン，メトホルミンの3薬が開発されたが，フェンフォルミン内服患者に乳酸アシドーシスが多発し，1977年に米国市場から撤退。その影響で，同国ではメトホルミン認可が1995年まで遅れ，現在でもeGFR 30 mL/分/1.73 m^{2}未満が禁忌，30〜45 mL/分/1.73 m^{2}で慎重投与となっている。

　しかし，脂溶性の低いメトホルミンはフェンフォルミンほど乳酸アシドーシスを起こさないとされ，乳酸アシドーシスとの相関を疑問視する声もある。たとえばCochraneのシステマチックレビューによれば，70,490患者・年の同薬使用において，乳酸レベルの有意な上昇と致死的・非致死的な乳酸アシドーシスとの間に相関は見られなかった[2]。

　さらに，フランスのCKDステージ4群の患者に500 mg 1日1回を4ヶ月投与した研究によれば(「フレンチ・ライラック」というだけあってか，欧州は米国や日本よりもビグアナイド系に寛容だ)，いずれの患者でも乳酸濃度は0.5 mg/dL以下(米FDAが定める安全閾値)で，血中メトホルミン濃度も腎機能正常例と同レベルに保たれ，ガイドライン見直しの議論に一石を投じる結果となった[3]。

　こうした研究がなされるのは，メトホルミンの薬価が安いためばかりではなく，メトホルミンの心血管系疾患に対する効果を高リスク群に享受させたいからでもある。CKD患者や末期腎不全患者は使える薬が限られがちなので，科学的裏づけがある「禁忌」の要素と，社会心理的に触れられない「タブー」の要素を見極めることが必要だ。

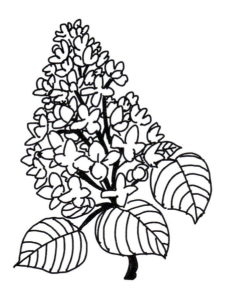

eGFR：推算糸球体濾過量（estimated glomerular filtration rate），CKD：慢性腎臓病（chronic kidney disease）

参考文献

1. Watanabe CK. Studies in the metabolic changes induced by administration of guanidine bases. I. Influence of injected guanidine hydrochloride upon blood sugar content. *J Biol Chem*. 1918; 33: 253-265.
2. Salpeter SR, Greyber E, Pasternak GA, et al. Risk of fatal and nonfatal lactic acidosis with metformin use in type 2 diabetes mellitus. *Cochrane Database of Systematic Reviews*. 2010. DOI: 10.1002/14651858.CD002967.pub3
3. Lalau JD, Kajbaf F, Bennis Y, et al. Metformin Treatment in Patients With Type 2 Diabetes and Chronic Kidney Disease Stages 3A, 3B, or 4. *Diabetes Care*. 2018; 41: 547-553. PMID: 29305402

カメの甲羅が守るもの

非生理的な高乳酸血症を生き抜くための
強力な緩衝剤でもある

北米種のニシキガメ（painted turtle）は，冬のあいだ氷の張った池で心拍を5〜10分に1回まで低下させた仮死状態で過ごす。その間，ニシキガメの体内は信じられないほどの高乳酸血症になり，乳酸値は200 mmol/Lに達するという（ヒトの乳酸値は通常0.5〜1 mmol/L）。ではニシキガメはどうやってこの試練に耐えているのだろうか。それについて，2つの仕組みを明らかにした研究がある[1]。いずれも，高乳酸血症によって生じるH^+をいかにバッファー（緩衝）してpHの低下を防いでいるかに着目したものだ。

1つは，体液中のHCO_3^-である。ニシキガメの血中HCO_3^-濃度は普段から40 mmol/Lあるだけでなく，心嚢液と腹水にも大量のHCO_3^-が含まれている（それぞれ120，80 mmol/L）。そしてもう1つは，甲羅の主成分$CaCO_3$に由来するCO_3^{2-}だ。これらがH^+をバッファーしてpH低下を防いでいると考えられている（ほかにも，カメの甲羅には乳酸を取り込む働きがあるという）。

ヒトもバッファーとしてHCO_3^-を利用している（そうして生まれたCO_2を肺から排泄している）し，甲羅はないが骨や筋肉がバッファーとなる。しかし，遠位尿細管性アシドーシスで低身長がみられるように（p107，「タイニー・ティムはRTA 1型だった？」も参照），バッファーすれば骨と筋は脆弱化してしまうし，とてもニシキガメのように冬眠を生き抜くまでの耐容能はない。

"*What doesn't kill you makes you stronger*"とは「つらい苦労や困難を乗り越えることで，人は強くなれる」という意味の慣用句で，ニーチェの著作『偶像の黄昏』の中の言葉に由来する[2]。さて「カメは万年」というが，彼らもまたこういった試練を乗り越えることで強くなっているのだろうか？

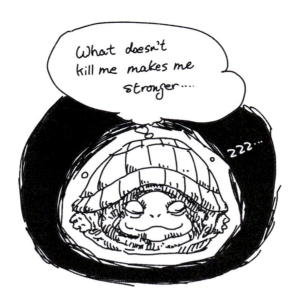

参考文献

1. Jackson DC. How a turtle's shell helps it survive prolonged anoxic acidosis. *News Physiol Sci.* 2000; 15: 181-185.　PMID: 11390905
2. フリードリッヒ・ニーチェ（著），原　佑(訳)。『ニーチェ全集〈14〉偶像の黄昏 反キリスト者』（1994）ちくま学芸文庫。

50

重曹か，透析か？

ICU患者への重曹輸液の是非は未決着

　ICU患者のAKIに対して，どの程度のpHで重曹輸液を開始するかには科や医師によって大きな違いがある[1]。重曹輸液に反対の立場は，重曹による体液過剰や細胞内アシドーシスの増悪・CO_2貯留などの害を懸念し，そのような「時間稼ぎ」をするくらいなら早期にRRTを行ったほうがよいと考える。一方，賛成の立場は透析による血行動態の変化(特に腎機能への悪影響)を避け，AKIの回復を助けるべきだと考える(CO_2貯留は，人工呼吸器管理なら分時換気量で解決する)。

　そこで，ICU患者で重曹輸液の使用有無の生命予後への影響を検証するBICAR-ICU studyがフランスで行われ[2]，発表された2018年には集中治療医と腎臓内科医の間で大きな話題になった。この研究は入院後48時間以内でpH7.20以下，P_{CO_2} 45 mmHg以下，HCO_3濃度20 mmol/L未満のICU患者約400人を対象にしており，多くが人工呼吸器と昇圧薬管理を受けていた。どの患者も6.5 mEq/L以上の高K血症，pH7.2未満のアシデミア，無尿のうち2つを満たした場合にRRTされたが，介入群ではpH7.3以上を目標に4.2%重曹が用いられた。

　その結果，介入群とコントロール群の間で28日死亡率・臓器障害をあわせたプライマリ・アウトカムに有意差はなかった(AKI基準2〜3の群に限ると，介入群のほうが有意に低かった)。またコントロール群では，より多くの患者でより早期に透析が必要となり，後により多くの患者が透析依存になった。重曹群で心配された高Na血症と代謝性アルカローシスは，生命を脅かすほどではなかった。

　この結果については立場によってさまざまな解釈があるだろうが，筆者は「重曹群では重曹の害よりも，透析を避けることによるメリットが上回った」と考えている。本研究では重曹濃度を低めにしたり(p92，「HCO_3^-必要量の計算式のピットフォールを知ろう」参照)，頻回に血液ガスをとったり(pHが7.3を超えた

100

ら重曹輸液を中止する）と，その害を少なくするためのさまざまな工夫がされていたからだ。いずれにしても，早期RRTの流れに一石を投じる研究といえよう。

AKI：急性腎障害（acute kidney injury），RRT：腎代替療法（renal replacement therapy）

参考文献

1. Kraut JA, Kurtz I. Use of base in the treatment of acute severe organic acidosis by nephrologists and critical care physicians: results of an online survey. *Clin Exp Nephrol*. 2006; 10: 111-117.　PMID: 16791396
2. Jaber S, Paugam C, Futier E, et al. Sodium bicarbonate therapy for patients with severe metabolic acidaemia in the intensive care unit （BICAR-ICU）: a multicentre, open-label, randomised controlled, phase 3 trial. *Lancet*. 2018; 392: 31-40.　PMID: 29910040

酸塩基平衡

51

H$^+$は現金，NH$_4$$^+$はクレジットカード

アンモニアによる酸の排泄は便利だが，複雑で「ツケ」がまわる

　私たちは窒素の排泄を主に尿素で行なっているが，アンモニア(NH$_3$)は酸排泄に用いている。そもそもH$^+$をH$^+$のまま尿に排泄するのには限界があり，尿pHを4（pH7の1,000倍）まで下げてもその濃度は0.1 mEq/Lにしかならない（1日に酸を1 mEqも排泄できない）。リン酸イオンなどの不揮発酸イオンの利用にも限界がある。そこで，それらを越えた酸排泄を担うのがNH$_4$$^+$だ。

　腎臓は近位尿細管でグルタミンからアミノ基(-NH$_2$)を外してアンモニアを作ることができ，そこにH$^+$をつけて尿細管内腔に流している（図左側）。つまり，排泄すべき酸の量にあわせてアンモニアの産生量を調節できるわけだ。この便利なシステムは，尿細管を財布に例えて「H$^+$は現金，NH$_4$$^+$はクレジットカード」と説明されることもある[1]。支払うべきお金すべてを現金で財布に詰め込むのは不可能だから，大きなお金はクレジットカードで決済するというわけだ。しかし，クレジットカードと一緒で，問題もある。

　1つめは，返済の仕組みがとても複雑なことだ。尿細管内に捨てられたNH$_4$$^+$はヘンレ上行脚で再吸収され，間質を移動して遠位ネフロンで再び尿中に排泄される（図中程）[2]。ヘンレ上行脚ではループ利尿薬の標的であるNKCC2を通るが，これはK$^+$とNH$_4$$^+$が等荷電で大きさも同一（いずれも半径が0.114 nm）なことによる[3]。しかし，NH$_4$$^+$がNKCC2の他にどこを通っているのかは未解明で，アンモニア輸送体であるRhBG・RhCG（赤血球のRh抗原であるRhAGとも近縁），Na$^+$との交換輸送体であるNHE3などが研究されている。

　2つめは，「ツケ」が回ることだ。酸を摂取したぶんNH$_4$$^+$排泄が増えるといっても，冒頭でも述べたようにアンモニアは毒性が強く，間質で補体を活性化して腎障害に関与することが分かっている[4]。実際，高血圧性CKD患者を対象にした研究では，尿アンモニア排泄量が30 mEq/日以上の群で透析依存と死亡のリスクが高かった[5]。

　このように，便利だが複雑で「ツケ」がまわるアンモニアによる酸排泄だが，

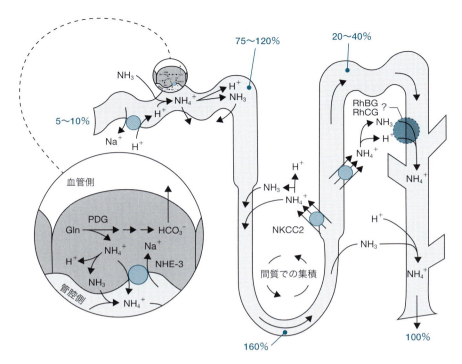

図 尿細管におけるアンモニアの移動（色つきの数字は相対的アンモニア濃度）
Gln：グルタミン，PDG：phosphate dependent glutaminase，NKCC2：Na$^+$/K$^+$/Cl$^-$共輸送体，NHE3：Na$^+$/H$^+$交換輸送体3

そもそもリスクのない支払い方法などない。「ご利用は計画的に」という戒めを忘れずにいたい。

NKCC2：Na$^+$/K$^+$/2Cl$^-$共輸送体（Na$^+$/K$^+$/2Cl$^-$ symporter），NHE3：Na$^+$/H$^+$交換輸送体3（Na$^+$/H$^+$ exchanger 3）

参考文献

1. Nephrology On-Demand "10-minute Rounds: Renal Tubular Acidoses（The purpose of Ammonia）"
   https://www.youtube.com/channel/UChdp2Y0ZtBRjCA1qmhV2FQw（2019.7.25アクセス）
2. Premont RT, Gainetdinov RR. Physiological roles of G protein-coupled receptor kinases and arrestins. *Annu Rev Physiol*. 2007; 69: 511-534. PMID: 17305472
3. Weiner ID, Verlander JW. Role of NH3 and NH4$^+$ transporters in renal acid-base transport. *Am J Physiol Renal Physiol*. 2011; 300: F11-F23. PMID: 21048022

4. Nangaku M, Pippin J, Couser WG. Complement membrane attack complex（C5b-9）mediates interstitial disease in experimental nephrotic syndrome. *J Am Soc Nephrol.* 1999; 10: 2323-2331.　PMID: 10541291

5. Raphael KL, Carroll DJ, Murray J, et al. Urine ammonium predicts clinical outcomes in hypertensive kidney disease. *J Am Soc Nephrol.* 2017; 28: 2483-2490.　PMID: 28385806

1分でわかるRTA

腎臓嫌いをなくすため，わかりやすいエッセンスを用意しておこう

　尿細管性アシドーシス(RTA)には腎臓内科の魅力が詰まっており，美しい図を用いて知的で刺激的な講義をしたい腎臓内科医は多い。しかし昨今の教育病院で研修医は業務に忙殺され，講義を聴く時間など期待すべくもない。このままではRTAの解説ができず腎臓内科の人気が下がってしまう……と憂う声も聞かれる[1]。しかし，嘆いても時間がもらえるわけではないから，例えば次のように「エッセンス」だけ取り出して解説してはどうか。

● 2型(近位) RTA

　近位尿細管でHCO_3^-が再吸収されないのが本態。近位尿細管を通過したHCO_3^-はそのまま排泄されるが，HCO_3^-についてきたNa^+は遠位ネフロンで再吸収され，代わりにK^+が排泄される。近位尿細管異常があると，他にも糖やアミノ酸，リンなどが再吸収できず尿中に漏れることがある(Fanconi症候群)。ただし，結石抑制因子であるクエン酸も再吸収されないので尿路結石はできにくい。

● 1型(遠位) RTA

　遠位ネフロンには酸(H^+)を排泄するA型介在細胞("A"は酸の"acid"に由来)があって，これがH^+を排泄しK^+を再吸収している。ここに異常が起きると，H^+が血中にたまり，K^+が尿に失われ，たまったH^+は骨を溶かし，低身長や骨粗鬆症になる。また，骨からのCa^{2+}が尿中に排泄され，H^+排泄障害により尿pHが上がるため，尿路結石(リン酸カルシウム)ができやすい。

● 4型(RAA系の障害) RTA

　遠位ネフロンにはNa^+を再吸収してK^+とH^+を排泄する主細胞もある。Na^+の再吸収は体液保持に大切だから，この細胞はRAA系の支配を受けている。ところが，RAA系が抑制されているか，主細胞が働かない場合には，K^+とH^+

105

の排泄が抑制されて身体にたまる。

　1型RTAの低K血症にはA型介在細胞だけでなくB型介在細胞や主細胞も関与している[2]など，上記の説明には不完全な点もある。しかし，その場で簡単にできる説明が，当座の役に立つこともあるだろう。そしてもしかすると，それを聴いた中から腎臓内科志望者が現れる……かもしれない。

RTA：尿細管性アシドーシス（renal tubular acidosis），RAA：レニン-アンジオテンシン-アルドステロン（renin-angiotensin-aldosterone）

参考文献

1. Batlle D, Arruda J. Renal tubular acidosis and the nephrology teaching paradigm. *Adv Chronic Kidney Dis*. 2018; 25: 301-302.　PMID: 30139457
2. Vallés PG, Batlle D. Hypokalemic distal renal tubular acidosis. *Adv Chronic Kidney Dis*. 2018; 25: 303-320.　PMID: 30139458

53

タイニー・ティムは1型RTAだった？

「治療に最もお金がかからない病気」を，しっかり見つけよう

酸塩基平衡

　19世紀の英国作家チャールズ・ディケンス(Charles John Huffam Dickens, 1812～1870)は，患者描写の正確さでも知られている。例えばPickwick症候群は，彼の処女作『ピックウィック・ペーパーズ(*The Pickwick Papers*)』に登場する肥満した少年ジョーが由来である。一方，『クリスマス・キャロル』に登場する小柄で病弱な少年ティム(金銭的理由で治療が受けられず，主人公スクルージが改心するきっかけとなる)は症候群の名前にはなっていない。当時英国に蔓延していたビタミンD欠乏性くる病というのが通説だが[1]，遠位尿細管性アシドーシス(1型RTA)であったという異説を唱えた論文がある[2]。

　1型RTAではA型介在細胞からのH^+排泄が障害されるが，たまったH^+は骨を溶かし，低身長や骨粗鬆症を起こす(p105，「1分でわかるRTA」も参照)。ティムもまた，遺伝子異常(A型介在細胞の内腔側にあるV-ATPaseのB1・A4サブユニット，基底膜側にあるAE1の異常など)をもっていたのかもしれない。治療はアルカリの補充で，この治療によりHCO_3^-濃度を維持すると1型RTA患児の身長は伸びる[3]。アルカリは当時の英国でも入手できたので，スクルージがこの代金を支払うことでティムを治療したのではないか，というのが仮説の理由だ。

　アルカリは安価であるから，1型RTAは「治すのに最もお金のかからない病気」の1つと表現されることもある。しかし，診断がつかなければ治療もできない。スクルージに笑われぬよう，低身長・腎結石・後天性に多いSjögren症候群などの病歴と，低K血症・アニオンギャップ非開大性代謝性アシドーシス・高い尿pHなど[4]を手がかりに，1型RTAを適切に診断し，治療したいものである。

RTA：尿細管アシドーシス(renal tubular acidosis)，AE1：陰イオン交換輸送体1 (anion exchanger 1)，V-ATPase：液胞性ATPアーゼ(vacuolar H^+-ATPase)

107

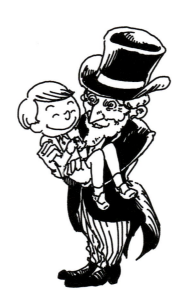

参考文献

1. Chesney RW. Environmental factors in Tiny Tim's near-fatal illness. *Arch Pediatr Adolesc Med*. 2012; 166: 271-275.　PMID: 22393183
2. Lewis DW. What was wrong with Tiny Tim? *Am J Dis Child*. 1992; 146: 1403-1407.　PMID: 1340779
3. McSherry E and Morris RC Jr. Attainment and maintenance of normal stature with alkali therapy in infants and children with classic renal tubular acidosis. *J Clin Invest*. 1978; 61: 509-527.　PMID: 621287
4. Vallés PG, Batlle D. Hypokalemic distal renal tubular acidosis. *Adv Chronic Kidney Dis*. 2018; 25: 303-320.　PMID: 30139458

酸塩基平衡の恒常性とDCAD

摂取する酸とアルカリの量は，ヒトを含むすべての動物にとって重要

"homeostasis"（恒常性）は米国の生理学者ウォルター・B・キャノン（Walter B Cannon, 1871～1945）によって名づけられたが，それ以前にフランスの生理学者クロード・ベルナール（Claude Bernard, 1813～1878）が同様の概念を"milieu intérieur"（内部環境）として提唱していたことはよく知られている。しかし，それを示した実験の1つが酸塩基平衡に関連したものだったことはあまり知られていないかもしれない。

彼は1859年，ウサギに草を食べさせると尿が濁り（アルカリ性となりリン酸塩などが析出するため），肉を食べさせると尿が濁らなくなる（酸性となる）ことを示した[1,2]。この研究の意義は，「ウサギも肉を与え続ければ肉食になる」という発見もさることながら，「ウサギが酸を摂取すると酸を，アルカリを摂取するとアルカリを排泄し，恒常性を保とうとした」ことにある。

20世紀初頭に入ると，食品を燃やしてできる灰を分析して食事の酸・アルカリを定量化する試みがはじまった[3]。この灰に含まれるK，Ca，Mg，Pなどのミネラルのうち，陽イオンはアルカリを，陰イオンは酸を提供するので，陽イオンより陰イオンが多ければ酸，陰イオンより陽イオンのほうが多ければアルカリと考えられた。獣医畜産領域の用いる指標，DCAD（dietary cation-anion difference，食餌中の陽イオンと陰イオンの差）などはこのよい例だ。

DCADが問題になる例に，産褥期の乳牛における「ミルク・フィーバー」（乳房・乳汁への急激なCaのシフトによる低Ca血症）の予防が挙げられる。DCADの高い食餌を与えて酸が増えれば，H^+が骨にバッファーされてCaが血中に出やすくなるからだ[4]。また，水族館のイルカは野生イルカに比べて尿路結石（尿酸アンモニウム結石）ができやすいが，その原因の1つにDCADの高さが指摘されている[5]。水族館の食事は酸が多く，尿中のNH_4^+濃度が上がりやすいのかもしれない。

私たちが尿路結石のイルカをみることはまずないだろう（とはいえ，カリフォ

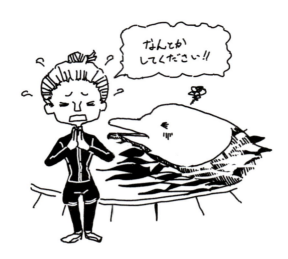

ルニア大学サンディエゴ校医学部の腎臓内科と泌尿器科は"SeaWorld San Diego"という水族館に住むDottieというイルカの治療を依頼され，腹膜透析・結石破砕により無事救命している[6]。しかしヒトをみる私たちにとっても，食事中の酸とアルカリの量が重要なことに変わりはない(p111，「酸負荷・酸排泄量の指標，PRAL・NEAP・NAE」も参照)。

参考文献

1. The Internet Archive "Leçons sur les propriétés physiologiques et les altérations pathologiques des liquides de l'organisme"
   https://archive.org/details/leonssurlespr02bern （2019.7.19アクセス）
2. Arunachalam C, Woywodt A. Turbid urine and beef-eating rabbits: Claude Bernard (1813-78) -a founder of modern physiology. *NDT Plus*. 2010; 3: 335-337.　PMID: 25949423
3. Sherman HC, Gettler AO. The balance of acid-forming and base-forming elements in foods, and its relation to ammonia metabolism. *J Biol Chem*. 1912; 11: 323-338.
4. Goff JP, Horst RL. Role of acid-base physiology on the pathogenesis of parturient hypocalcaemia (milk fever)――the DCAD theory in principal and practice. *Acta Vet Scand Suppl*. 2003; 97: 51-56.　PMID: 14621395
5. Ardente AJ, Wells RS, Smith CR, et al. Dietary cation-anion difference may explain why ammonium urate nephrolithiasis occurs more frequently in common bottlenose dolphins (*Tursiops truncatus*) under human care than in free-ranging common bottlenose dolphins. *J Anim Sci*. 2017; 95: 1396-1406.　PMID: 28380506
6. Schmitt TL, Sur RL. Treatment of ureteral calculus obstruction with laser lithotripsy in an Atlantic bottlenose dolphin (*Tursiops truncatus*). *J Zoo Wildl Med*. 2012; 43: 101-109.　PMID: 22448516

酸負荷・酸排泄量の指標： PRAL・NEAP・NAE

大切な概念だが測定は意外と難しく， 簡便な臨床応用が待たれる

　CKD外来で「酸がたまっていますから，酸の摂取を減らしましょう（または，重曹で中和しましょう）」といわれても，患者にはそもそも酸をどれだけ摂取・排泄しているかが分からずピンとこないかもしれない。酸の摂取量を測る方法には，PRALとNEAPがあり，酸の排泄量を測る方法にはNAEがある。

　PRALは食品ごとの酸・アルカリ量を計算する方法で，以下の式から求められる[1]。

$$PRAL[mEq/日]=0.49×蛋白[g/日]+0.03×P[mg/日]-0.021×K[mg/日]$$
$$-0.026×Mg[mg/日]-0.013×Ca[mg/日]$$

　大まかに，酸を多く含むのは肉類，アルカリを多く含むのは野菜類といえる（図）[2]。実際は食事だけでなく体内で産生される有機酸もあり，それを加味した酸の総産生量をNEAPと呼ぶ。

　しかし，食事の内容を毎日ひとつずつチェックするのは現実的ではない。そこで「恒常性が維持されていれば総産生量と総排泄量は同じ」という仮定に基づいて尿中の酸排泄量をみたものがNAEで，以下のように求めることができる。

$$NAE[mEq/日]=NH_4^+[mmol/日]+滴定酸[mmol/日]-HCO_3^-[mmol/日]$$

　ただし，これも24時間蓄尿が必要で，尿中のNH_4^+とHCO_3^-の揮発を防ぐため特殊な容器に採取しなければならないなど制約が多い。さらに，CKD患者で酸排泄能が低下している場合には，産生量と排泄量が同じという仮定は成り立たない。

　末期腎不全に相関するなど酸負荷と酸排泄能を測定する意義は日増しに明らかになっているが[3,4]，残念ながら現時点で使える指標は血中HCO_3^-濃度くらいだ。より簡便な指標の確立が望まれ，例としては尿pH（p82，「尿pHは宝の

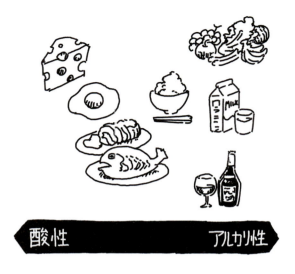

山」も参照)，尿アニオンギャップなどで研究が進行中だ[5]。

CKD：慢性腎臓病(chronic kidney disease)，PRAL：潜在的腎臓酸負荷(potential renal acid load)，NEAP：推定内因性酸産生量(net endogenous acid production)，NAE：総酸排泄量(net acid excretion)

参考文献

1. Remer T, Manz F. Potential renal acid load of foods and its influence on urine pH. *J Am Diet Assoc*. 1995; 95: 791-797.　PMID: 7797810
2. Scialla JJ, Anderson CA. Dietary acid load: a novel nutritional target in chronic kidney disease? *Adv Chronic Kidney Dis*. 2013; 20: 141-149.　PMID: 23439373
3. Banerjee T, Crews DC, Wesson DE, et al. High dietary acid load predicts ESRD among adults with CKD. *J Am Soc Nephrol*. 2015; 26: 1693-1700.　PMID: 25677388
4. Vallet M, Metzger M, Haymann JP, et al. Urinary ammonia and long-term outcomes in chronic kidney disease. *Kidney Int*. 2015; 88: 137-145.　PMID: 25760321
5. Raphael KL, Gilligan S and Ix JH. Urine anion gap to predict urine ammonium and related outcomes in kidney disease. *Clin J Am Soc Nephrol*. 2018; 13: 205-212.　PMID: 29097482

CKD患者こそ野菜や果物を摂取すべき？

野菜や果物に含まれるアルカリにもCKD進行抑制効果がある

　アシドーシスによる腎障害の進行を抑制するため，CKD診療では重曹投与が推奨されている。ただし，重曹はアシドーシスを改善するものの，Naも摂取することになるので体液貯留や血圧上昇を懸念する声もある（実際は食塩とは違うことが示唆されているが。p29，『Cl$^-$こそが，「塩（しお）の素」』も参照）。ならば，重曹の代わりに食事でアルカリを摂取してはどうだろうか？

　酸の電離式（HA$\rightleftarrows$H$^+$＋A$^-$）を覚えているだろうか。酸とは「H$^+$を与えるもの」であり，HAのことを指す[注]。一方のアルカリはA$^-$（H$^+$を取り込むため）であり，野菜や果物に多く含まれるクエン酸イオンなどは細胞内でTCA回路に入る際にH$^+$を取り込むので，結果的には重曹を摂取したのと同じことになる。

　これについて，高血圧性CKD患者を対象に，同モルの野菜・果物摂取群と重曹内服群とにランダム化して尿中の腎障害マーカーやeGFRの変化率を比較した研究が注目を集めている[1〜3]。それによれば，野菜・果物摂取群でも重曹群と遜色ない結果が得られた。野菜にはKも多く含まれるはずだが，CKDステージ4であってもK$^+$濃度には有意差がみられなかった。

　これらを受けて，近年は「新しい腎臓病食」を提唱する論文を国際誌でたくさんみかける。こうした論説は，タイトルも「お皿になにを盛ればいい？」[4]，「CKD患者の食事，見直すべき？」[5]など思わず食指が動くものが並ぶ。糖尿病性腎臓病などへの有効性が確立していないなど未確定な部分もあるが，今後CKD患者が薬局よりも青果市場に治療を求める時代がくるかもしれない。

注：なおこの定義はスウェーデンの化学者スヴァンテ・アレニウス（Svante Arrhenius, 1859
　　〜1927）によるもので，彼はこうした業績により1903年にノーベル化学賞を受賞している。

CKD：慢性腎臓病（chronic kidney disease），eGFR：推算糸球体濾過量（estimated glomerular filtration rate）

酸塩基平衡

113

参考文献

1. Goraya N, Simoni J, Jo C, et al. Dietary acid reduction with fruits and vegetables or bicarbonate attenuates kidney injury in patients with a moderately reduced glomerular filtration rate due to hypertensive nephropathy. *Kidney Int*. 2012; 81: 86-93. PMID: 21881553

2. Goraya N, Simoni J, Jo CH, et al. A comparison of treating metabolic acidosis in CKD stage 4 hypertensive kidney disease with fruits and vegetables or sodium bicarbonate. *Clin J Am Soc Nephrol*. 2013; 8: 371-381. PMID: 23393104

3. Goraya N, Simoni J, Jo CH, et al. Treatment of metabolic acidosis in patients with stage 3 chronic kidney disease with fruits and vegetables or oral bicarbonate reduces urine angiotensinogen and preserves glomerular filtration rate. *Kidney Int*. 2014; 86: 1031-1038. PMID: 24694986

4. Chan M, Kelly J, Tapsell L. Dietary Modeling of Foods for Advanced CKD Based on General Healthy Eating Guidelines: What Shculd Be on the Plate? *Am J Kidney Dis*. 2017; 69: 436-450. PMID: 28129911

5. Mitch WE, Remuzzi G. Diets for patients with chronic kidney disease, should we reconsider? *BMC Nephrol*. 2016; 17: 80. PMID: 27401192

57

代謝性アルカローシスは腎臓の病気

腎臓は本来，きわめて大きなHCO_3^-排泄能力をもっている

酸塩基平衡

　1日140 g（1,660 mEq）の重曹を毎日飲んだらどうなるだろうか？　プロトンポンプ阻害薬（PPI）などの効果的で使い勝手のよい制酸薬が登場するまで，重曹は胃潰瘍の治療に幅広く使用されており，実際に胃潰瘍患者が上記量の重曹を投与されることもあった（p41，「ミルク・アルカリ症候群からカルシウム・アルカリ症候群へ」も参照）。これが等モルの食塩だったら命に関わる大問題（p61，「6リットルの勇気」も参照）だが，当の患者達はみなケロリとしており，胃の痛みが軽快したと感謝していた。

　それだけでも驚きだが（p29，『Cl^-こそが，「塩（しお）の素」』も参照），さらに驚くべきは彼らの血中CO_2濃度とNa^+濃度だ。1950年代の実験論文をみてみると，濃度が上昇したのは重曹を飲み始めた数日間だけで，以後は濃度に大きな変化はみられなかった（図）[1]。

　このように，腎臓には極めて大きなHCO_3^-排泄能がある。逆にいえば，代謝性アルカローシスのときには，腎臓の仕組みのどこかに異常が起きているということでもある。とっつきにくい感のある代謝性アルカローシスも，そう考えれば理解しやすい。さらに学びたい方は，集合管のイオン輸送を中心に代謝性アルカローシスを分類した，秀逸なレビュー[2]も参照されたい。

PPI：プロトンポンプ阻害薬（proton pump inhibitor）

参考文献

1. VAN GOIDSENHOVEN GM, GRAY OV, PRICE AV, et al. The effect of prolonged administration of large doses of sodium bicarbonate in man. *Clin Sci*. 1954; 13: 383-401.　PMID: 13190687
2. Gennari FJ. Pathophysiology of metabolic alkalosis: a new classification based on the centrality of stimulated collecting duct ion transport. *Am J Kidney Dis*. 2011; 58: 626-636.　PMID: 21849227

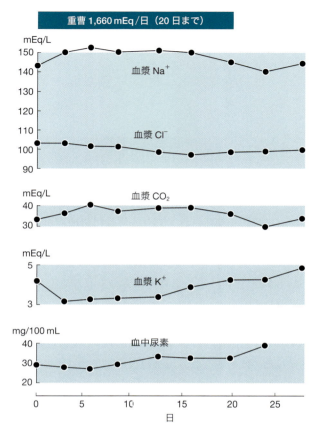

図　大量の重曹を 3 週間投与した場合の電解質変動
文献 1 より改変

利尿薬使用とGitelman症候群を見分けるには

病歴のほかに，複数回の尿Cl⁻濃度測定が有効

サイアザイド系あるいはフロセミドを服用している患者と，その標的チャネルの遺伝子異常（Bartter症候群，Gitelman症候群など）の患者では，どちらも低K血症，代謝性アルカローシス，低血圧がみられる。これらを区別する最も簡単な方法は，（当たり前だが）利尿薬の内服について患者に確認することだ。しかし，患者は体重減少目的などでこっそり利尿薬を使用していることもある。そのような隠れた利尿薬使用と（孤発例の）チャネル遺伝子異常を，どうやって見分ければよいのだろうか？

まずは，尿のCl⁻濃度を（複数回）測定することだ。利尿薬使用患者では，薬効が続く間は尿Cl⁻濃度が高いが，薬効が切れると体液減少に呼応してCl⁻再吸収が高まるため尿Cl⁻濃度は低くなる。それに対してチャネル遺伝子異常がある場合は，何度測定しても常に尿Cl⁻濃度が高い。

次に利尿薬の尿スクリーニング検査が考えられるが，こちらも測定のタイミングが重要だ。尿スクリーニングは薬物ドーピングなどでも用いられる検査だが，利尿薬が排泄されている間でないと見逃される。それを防ぐために，尿Cl⁻濃度が高い（利尿薬が効いているときの）検体で調べる必要がある。

最後に極端な例として，患者に精神科閉鎖病棟に2週間入ってもらうという方法が報告されている。これは，Gitelman症候群がNCCをコードする*SLC12A3*遺伝子異常によることを初めて示した1996年の論文に書かれたものだ[1]。当時Gitelman症候群の孤発例は極めてまれと考えられており，よりコモンな利尿薬使用を確実に除外するため，やむなく1症例でこの方法をとったという。なお現在では，*SLC12A3*遺伝子多型をもつキャリアは人口の1～3％程度と，決してまれではないことがわかっている[2,3]。

NCC：Na⁺/Cl⁻共輸送体（Na⁺/Cl⁻ cotransporter）

参考文献

1. Simon DB, Nelson-Williams C, Bia MJ, et al. Gitelman's variant of Bartter's syndrome, inherited hypokalaemic alkalosis, is caused by mutations in the thiazide-sensitive Na-Cl cotransporter. *Nat Genet*. 1996; 12: 24-30. PMID: 8528245

2. Ji W, Foo JN, O'Roak BJ, et al. Rare independent mutations in renal salt handling genes contribute to blood pressure variation. *Nat Genet*. 2008; 40: 592-599. PMID: 18391953

3. Hsu Yu-Juei, Sung-Sen Yang, Nain-Feng Chu, et al. Heterozygous mutations of the sodium chloride cotransporter in Chinese children: prevalence and association with blood pressure. *Nephrol Dial Transplant*. 2009; 24: 1170-1175. DOI: 10.1093/ndt/gfn619

Part 4

急性腎障害・輸液

59

腎臓はもはやinnocent bystander ではない

AKIの予防，早期発見，早期治療が重要

「AKIは重篤な疾患に併存する病態にすぎず，その疾患の重篤度を示す代替マーカーである」という考え方があり，従来，腎臓は"innocent bystander（「罪なき傍観者[注]」）の意)"といわれてきた[1]。しかし，AKIに対する考え方が大きく変わり，今では，患者は「AKIを合併して死亡」するのではなく，「AKIのために死亡する」といわれる。

AKIは腎予後だけでなく，敗血症の予後に大きく影響を与える[2]。これはAKIは高サイトカイン血症，炎症細胞の賦活化により血管透過性亢進や内皮細胞障害を引き起こし，多臓器障害を起こすからである[3]。まさに"patients die because of AKI rather than with AKI"なのである。このため，簡単なことではないが，AKIの予防，早期発見，早期治療が，患者の予後を改善するうえで，より重要と認識されるようになっている。

注：例えば，歩道を歩いていて交通事故に巻き込まれた人などを指していう。

AKI：急性腎障害（acute kidney injury）

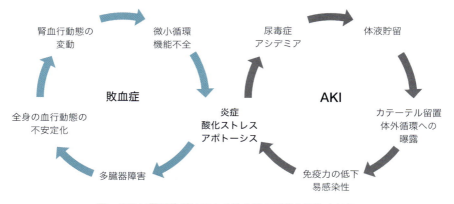

図　AKIは腎予後だけでなく敗血症の予後も悪化させる

参考文献

1. Kellum JA, Ronco C, Vincent JL. ed. *Controversies in Acute Kidney Injury*. Karger Publishers, 2011, 174, 56-64.
2. Alobaidi R, Basu RK, Goldstein SL, Bagshaw SM. Sepsis-associated acute kidney injury. *Semin Nephrol*. 2015; 35: 2-11.　PMID: 25795495
3. Chawla LS, Kimmel PL. Acute kidney injury and chronic kidney disease: an integrated clinical syndrome. *Kidney Int*. Nature Publishing Group; 2012; 82: 516-524.　PMID: 22673882

血清Cr値の上昇を軽視するな

たとえわずかで一過性でも，血清Cr値の増加は生命予後を大きく落とす

　AKIにおいて，血清Cr値の増加はたとえわずかであっても生命予後に影響する。たった0.3～0.5 mg/dLの上昇でも，死亡の相対リスクは約2倍，0.5～1.0 mg/dLの上昇では約6倍にもなると報告されている（図1）[1]。また，血清Cr値の増加は一過性であっても生命予後に影響を及ぼす。数日程度の"AKI"であっても，AKIが起こらなかった場合と比べ，院内死亡率は約2倍になると報告されている（図2）[2]。このように，血清Cr値のわずかな，そして一過性の増加は，予後に大きく影響するのである。そしてAKIの生命予後は，AKIが重症であればあるほど，すなわち血清Cr値の増加が大きいほど悪い。血清Cr値の上昇を，決して軽視してはならない。

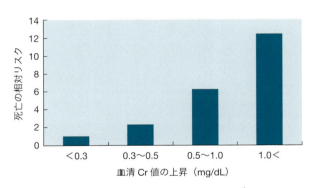

図1　血清Cr値の上昇と死亡リスク[1]

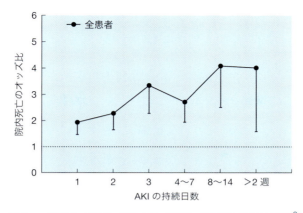

図2 一過性の血清 Cr 値の上昇（AKI）が予後に及ぼす影響[2]

AKI：急性腎障害（acute kidney injury）

参考文献

1. Coca SG, Peixoto AJ, Garg AX, et al. The prognostic importance of a small acute decrement in kidney function in hospitalized patients: a systematic review and meta-analysis. *Am J Kidney Dis*. 2007; 50: 712-720.　PMID: 17954284
2. Uchino S, Bellomo R, Bagshaw SM, et al. Transient azotaemia is associated with a high risk of death in hospitalized patients. *Nephrol Dial Transplant*. 2010; 25: 1833-1839.　PMID: 20054022

61

AKIのシナリオは3つ

完全回復，CKDへの進行，
CKDの増悪の3つのシナリオがある

　AKIのシナリオには，完全回復，CKDへの進行，CKDの増悪の3つがあるが，CKDへの進行やCKDの増悪は腎予後に大きく影響する[1]。

　かつてAKIはほとんどが完全回復すると思われていたが，実際は異なることが今ではよく知られている。繰り返すAKIはCKDへ進行するリスクが高い。また，AKIが重症であるほど，CKDへ進行するリスクは上昇する[2,3]。CKDを発症するとAKIが発症しやすくなり，AKIを繰り返すことでCKDがさらに増悪していく，という「負の連鎖」に陥ることになる。基礎疾患がない若年者の場合はAKIからの完全回復が期待できるが，CKDに高血圧や糖尿病などの併存疾患を抱えている場合は，AKIから完全には回復しないことが多い[4]。

　CKDでは尿細管上皮細胞のシグナル伝達障害，ミトコンドリア機能異常，酸化ストレスの亢進，オートファジー機能不全，慢性炎症，そして血管障害などからAKIが起こりやすく，そして回復しにくい状態となっているとされる（図）。

　AKIをみたら，「繰り返させない」「重症化させない」「CKDへの"負の連鎖"を起こさせない」ことを念頭に，治療にあたりたい。

AKI：急性腎障害（acute kidney injury），CKD：慢性腎臓病（chronic kidney disease）

124

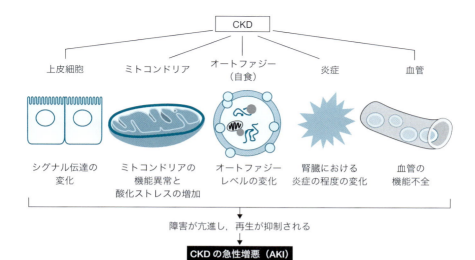

図　CKD 患者に AKI が起こりやすく回復しにくい原因として考えられる機序[4]

参考文献

1. Cerda J, Lameire N, Eggers P, et al. Epidemiology of acute kidney injury. *Clin J Am Soc Nephrol*. 2008; 3: 881-886.　PMID: 18216347
2. Chawla LS, Kimmel PL. Acute kidney injury and chronic kidney disease: an integrated clinical syndrome. *Kidney Int*. 2012; 82: 516-524.　PMID: 22673882
3. Thakar CV, Christianson A, Himmelfarb J, et al. Acute kidney injury episodes and chronic kidney disease risk in diabetes mellitus. *Clin J Am Soc Nephrol*. 2011; 6: 2567-2572.　PMID: 21903988
4. He L, Wei Q, Liu J, et al. AKI on CKD: heightened injury, suppressed repair, and the underlying mechanisms. *Kidney Int*. 2017; 92: 1071-1083.　PMID: 28890325

AKIは退院後のフォローも大事

AKIサバイバーもAMIサバイバーと同様に,
専門医外来でのフォローが適切である

AKI患者の腎予後そして生命予後は,たとえAKIが軽症で一過性であったとしても,よくない(p122,「血清Cr値の上昇を軽視するな」参照)。このため,AKIのサバイバーは退院後,腎臓内科医による専門医外来に少なくとも一度は通院したほうがよい。しかし現実にはAKIのサバイバーの12%しか専門医外来に通院していないことが報告されている[1]。これは,AMIサバイバーの76%が専門医外来に通院しているのとは実に対照的である。

腎臓内科専門医による重症AKI患者の退院後のフォローは,生命予後の改善と関連することが報告されている(図)[2]。にもかかわらず,AKI患者の退院後のフォローが十分でないことは腎臓内科医が解決するべき課題の1つである。これは,AKIがAMI同様に予後の悪い疾患であるという認識が浸透していないことや,たとえ経過中に重症AKIになったとしてもAKIから回復して退院してしまえばフォローしなくてよいと腎臓内科医が考えていることも一因と考えられる。

退院後のAKI患者のフォローを確実とするための方法の1つとして,入院中の重症AKI患者のコンサルトを,腎臓内科医がきちんと受ける体制の確立が重要である(p130,「Time is HEART, Time is KIDNEY」参照)。そして,コンサルトを受けた腎臓内科医はAKI患者の退院後も適切なフォローをすることが求められる。

AKI:急性腎障害(acute kidney injury), AMI:急性心筋梗塞(acute myocardial infarction)

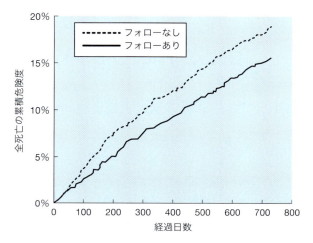

図 重症AKI患者の退院後90日以内の腎臓内科医によるフォローの有無と予後の関連[2]

参考文献

1. Chawla LS, Kimmel PL. Acute kidney injury and chronic kidney disease: an integrated clinical syndrome. *Kidney Int*. 2012; 82: 516-524.　PMID: 22673882
2. Harel Z, Wald R, Bargman JM, et al. Nephrologist follow-up improves all-cause mortality of severe acute kidney injury survivors. *Kidney Int*. 2013; 83: 901-908.　PMID: 23325077

63

尿量は必ずしも腎機能の指標とはならない

尿が出ていても腎機能が正常とはいえない

　無尿や乏尿であれば腎機能が悪いことは想像がつく。その一方で，尿が出ている(つまり無尿や乏尿はない)状態でも腎機能が悪いことがある。

　尿量は，糸球体で濾過される原尿量と，尿細管で再吸収される原尿量の差である。例えばGFRが5 mL/分/1.73 m^{2}とすると，糸球体で濾過される原尿量は約7 L/日となる。尿細管での再吸収が5 Lとすると，尿量は2 L/日となる。2 L/日の尿量がある(決して乏尿ではない)のに，実は腎機能が非常に悪い(GFR 5 mL/分/1.73 m^2)場合があることが分かる。実際，CKDが進行し末期腎不全となり透析開始となる患者のほとんどは乏尿ではなく，尿量が保たれているのである。これはCKDが進行すると尿の希釈能も濃縮能も低下するため，一定の尿量が維持されることによる(図)[1]。このように，尿が出ていても腎機能は正常とは限らないことに留意する必要がある。

　また，利尿薬を使用して尿量を増やしても，これは尿細管での再吸収を減らすことにより尿量を増やしているだけであり，糸球体濾過量が増えているわけではない。つまり利尿薬は「腎機能を改善しているわけではない」ことにも注意が必要である。AKI診療ガイドラインにおいても，AKIの予防を目的としてループ利尿薬を投与することは推奨されていない。また，体液過剰を補正する目的での使用を除き，AKIの治療としてループ利尿薬を形式的に投与しないことが提案されている。

GFR：糸球体濾過量(glomerular filtration rate)，CKD：慢性腎臓病(chronic kidney disease)，AKI：急性腎障害(acute kidney injury)

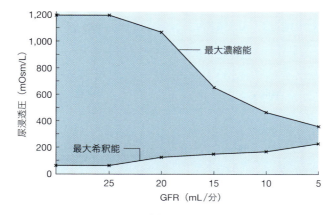

図　GFRと最大濃縮能・最大希釈能の関係

参考文献

1. Bricker NS, Dewey RR, Lubowitz H, et al. Observations on the concentrating and diluting mechanisms of the diseased kidney. *J Clin Invest*. 1959; 38: 516-523.　PMID: 13641402

64

Time is HEART, Time is KIDNEY

AKIもAMIと同様の緊急疾患である

AMIの治療は緊急を要する。AKIもまた緊急疾患なのだが，あまりそのようには認識されていない。

AKIの早期の腎臓内科コンサルトは，①AKIの腎予後を改善すること[1]，②コンサルトの遅延は死亡率の悪化と関連すること[2]，③コンサルトを受けた重症AKI患者の死亡率はコンサルトを受けなかった軽症AKI患者の死亡率と同等であること[3]，などが報告されている。つまり，AMIは循環器内科への早期コンサルトが必要であるのと同じように，AKIでは腎予後および生命予後を改善させるためにも，早期の腎臓内科コンサルトが重要なのである。

にもかかわらず，実臨床においては，夜間に緊急入院したAKI患者の診療依頼が翌朝の腎臓内科外来に出され，外来担当の腎臓内科医が実際に診察できたのが外来診察を終えたその日の夕方であった……といったことも起きている。入院してから腎臓内科医が診るまでに1日近くかかっていることになり，これでは「早期介入」とはいえない。

これを改善するための方法の1つとして，入院患者を対象とした院内腎臓内科コンサルトがある。AKIは迅速な対応が肝要な疾患である(p122，「血清Cr値の上昇を軽視するな」も参照)のに対し，上述のように外来医がそのコンサルトを受けた場合は即時的に対応するのは難しい。院内腎臓内科コンサルトが普及している日本の大学病院においてコンサルテーションの1/3がAKI，1/3がCKD管理，1/3が高血圧および電解質異常管理などであったという報告がある(図)。AKIへの早期介入の実現に，院内腎臓内科コンサルトは理想的な診療体制だといえる。

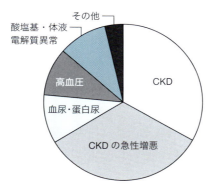

図　腎臓コンサルテーション依頼内容の内訳
柴垣有吾。集中治療における腎臓コンサルテーションの役割。日腎会誌 2015；57：317-320

AMI：急性心筋梗塞（acute myocardial infarction），AKI：急性腎障害（acute kidney injury），CKD：慢性腎臓病（chronic kidney disease）

参考文献

1. Balasubramanian G, Al-Aly Z, Moiz A, et al. Early nephrologist involvement in hospital-acquired acute kidney injury: a pilot study. *Am J Kidney Dis*. 2011; 57: 228-234. PMID: 21195518
2. Costa e Silva VT, Liaño F, Muriel A, et al. Nephrology referral and outcomes in critically ill acute kidney injury patients. *PLoS ONE*. 2013; 8. PMID: 23936440
3. Ponce D, Zorzenon C de PF, Santos dos NY, et al. Early nephrology consultation can have an impact on outcome of acute kidney injury patients. *Nephrol Dial Transplant*. 2011; 26: 3202-3206. PMID: 21765052

65

腎臓に良い加圧トレーニング？

虚血後再灌流によるAKIを予防できるかもしれない

　心筋に短時間の虚血を繰り返すと，本格的に虚血になったときの虚血後再灌流障害が低減される (ischemic pre-conditioning)。「鍛えれば強くなる」という，体育会系を彷彿とさせる発想だ。そこから発展した，「同様の虚血を離れた場所で起こしても，神経・ホルモン・サイトカインなどの影響は標的臓器に届くのでは？」という仮説が"RIPC"だ。「血圧測定用のカフで上腕を5分間おきに3回5分間圧迫する」といったシンプルな方法だが，心臓外科領域を中心に効果が報告され，HIF-1A・HIF-1B・IL-10・アデノシン・マイクロRNAなどの関与が想定されている[1]。

　このRIPCが術後AKIの予防に応用できないかを調べた臨床研究として，まずRenalRIPが挙げられる。これはドイツの4病院で行われたもので，心臓手術前にRIPCを行った患者群では，行わなかったSham群に比べて術後AKIが減少し，ARRは15％（95％信頼区間は2.5〜27％）だった[2]。しかしそのあと発表された，ドイツのRIPHeart trial，英国のERICCA trialなどのより大規模な多施設研究の解析結果では，AKIイベントに有意差は認められなかった[3,4]。このように，研究によってRIPCの効果に差が出た原因として，血圧測定用のカフによる加圧方法が患者によってまちまちであった可能性も指摘されている。

　術前に上腕を何度かギュッと締めて緩めるだけで患者の腎臓（と命）が守れるのなら，そんなに良い話はない。その効果を明らかにするため，より洗練された形でRIPC効果の再現性を高めた研究の発表が待たれる。

RIPC：遠隔虚血プレコンディショニング（remote ischemic pre-conditioning），HIF：低酸素誘導因子（hypoxia inducible factor），IL：インターロイキン（interleukin），AKI：急性腎障害（acute kidney injury），ARR：絶対リスク減少（absolute risk reduction）

参考文献

1. Kork F, Eltzschig HK. The devil is in the detail: remote ischemic preconditioning for perioperative kidney protection. *Anesthesiology*. 2017; 126: 763-765.　PMID: 28288052

2. Zarbock A, Schmidt C, Van Aken H, et al. Effect of remote ischemic preconditioning on kidney injury among high-risk patients undergoing cardiac surgery: a randomized clinical trial. *JAMA*. 2015; 313: 2133-2141.　PMID: 26024502

3. Hausenloy DJ, Candilio L, Evans R, et al. Remote ischemic preconditioning and outcomes of cardiac surgery. *N Engl J Med*. 2015; 373: 1408-1417.　PMID: 26436207

4. Meybohm P, Bein B, Brosteanu O, et al. A multicenter trial of remote ischemic preconditioning for heart surgery. *N Engl J Med*. 2015; 373: 1397-1407.　PMID: 26436208

66

RAS阻害薬のシックデイルール

シックデイにはRAS阻害薬の内服中止を指示する

　「体調が優れず，食事はとれなかったが，薬はきちんと服用していました」という患者は少なくない。しかし，RAS阻害薬を処方されている患者の場合，その体調不良の内容や程度によってはAKIが起こりかねないので注意が必要である。

　重度の下痢や脱水，低血圧などが起こっている「シックデイ」には，腎灌流圧が低下する。この状態でRAS阻害薬の服用を続けると，RAS阻害薬はその作用機序により輸出細動脈を拡張させる（p141，「NSAIDsとRAS阻害薬の併用は最悪の組み合わせ」参照）ため，AKIが惹起されるリスクが高まることになる。したがって，「シックデイ」にはきちんと休薬することが重要であり，RAS阻害薬を処方する場合は，「シックデイ」と「シックデイルール」を患者に十分に教育・指示しておく必要があるが[1]，ここで重要なのは（特に高齢者の場合）患者だけでなく，その家族にもこれを行うことである。

　また同時に，RAS阻害薬を処方する際には，そのリスクとベネフィットをよく考え，本当に処方の必要があるかを吟味することが必要である。蛋白尿のないCKDや，左室駆出率（EF）の保たれた心不全において，その適応は確立されていない[2,3]。ただし，EFの保たれていない心不全など，RAS阻害薬の適応が確立されている場合においてはRAS阻害薬の中止は循環障害を惹起することがあり，シックデイといえども安易な中止は行わないことも重要である[4]。

RAS：レニン–アンジオテンシン系（renin-angiotensin system），AKI：急性腎障害（acute kidney injury），CKD：慢性腎臓病（chronic kidney disease），EF：左室駆出率（ejection fraction）

参考文献

1. Martindale AM, Elvey R, Howard SJ, et al. Understanding the implementation of "sick day guidance" to prevent acute kidney injury across a primary care setting in England: a qualita-

134

tive evaluation. *BMJ Open*. 2017; 7: e017241.　PMID: 29122792

2. de Zeeuw D, Remuzzi G, Parving HH, et al. Proteinuria, a target for renoprotection in patients with type 2 diabetic nephropathy: lessons from RENAAL. *Kidney Int*. 2004; 65: 2309-2320. PMID: 15149345

3. Massie BM, Carson PE, McMurray JJ, et al. Irbesartan in patients with heart failure and pre-served ejection fraction. *N Engl J Med*. 2008; 359: 2456-2467.　PMID: 19001508

4. Tomson C, Tomlinson LA. Stopping RAS inhibitors to minimize AKI. *Clin J Am Soc Nephrol*. 2019; 14: 617–619.　PMID: 30814113

67

フロセミドを静注してみよう

フロセミドへの反応は腎予後を予測する

AKI患者を診察する際に，どの患者が重症化し，RRTが必要になるのかを予測できれば，不必要なRRTの開始も避けることができる。そのため，その重症化を予測するさまざまな方法が検討されているが，AKIの原因は多様であり，決して簡単ではない。

そのような中，ループ利尿薬の1つであるフロセミドへの反応性は1つの指標となる。具体的には，フロセミド1.0〜1.5 mg/kgを静注し，2時間尿量が200 mL以下であるかどうかをみることで，AKIステージ3への進行を予測できることが報告されている[1]。これはフロセミド負荷試験と呼ばれる手法だが，実臨床でもこのようにフロセミドを静注して尿量の反応をみることが有用である。

なお，フロセミドへの反応性は，体液量減少がない患者においてのみ正確に評価できるということには注意が必要である。また，フロセミドへの反応性をみるときに大事なのは，十分量のフロセミドを静注するということである。少量から開始して，反応がなければその倍量を投与し，それでも反応がなければさらにその倍量を投与する，という方法もあるが，フロセミドへの反応性があるかどうかの判断に時間がかかるという欠点がある。AKI患者では，最初から十分量(約200 mg)のフロセミドを静注し，反応がなければフロセミドへの反応はないと判断するのが時間の節約につながる。

AKI：急性腎障害(acute kidney injury)，RRT：腎代替療法(renal replacement therapy)

参考文献

1. Chawla LS, Davison DL, Brasha-Mitchell E, et al. Development and standardization of a furosemide stress test to predict the severity of acute kidney injury. *Crit Care*. 2013; 17: R207. PMID: 24053972

CRP同様，血清Cr値が正常化するまで入院を継続する必要はない

血清Cr値は「真のGFR」の改善に遅れて低下する

　例えば両方の腎臓を摘出すると，その瞬間に真のGFRは0になるが，血清Cr値はその後ゆっくりと上昇する（図）。つまり，血清Cr値は必ずしも真のGFRをリアルタイムに表していない（p4,「腎臓がなくなってもeGFRはあるの？」も参照）。逆もまた真で，急性腎障害患者において血清Cr値が低下し始めたら，真のGFRはかなり改善していると考えていい。つまり，感染症においてCRPが正常化するまで抗菌薬を継続する必要がないのと同様に，血清Cr値が正常化あるいはベースラインに戻るのを確認できるまでAKI患者を入院させておく必要はない。外来で十分なフォローができるのであれば，退院させてよい。入院期間をなるべく短くすることは，不用意な院内感染症を減らす効果もある。また，高齢者であれば，筋力低下や認知症の進行等を防ぐ意味でも非常に重要である。

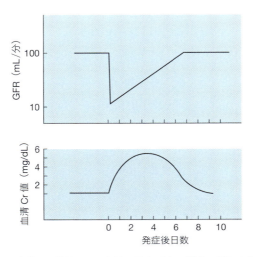

図　血清Cr値はGFRをリアルタイムで捉えてはいない

GFR：糸球体濾過量（glomerular filtration rate），CRP：C反応性蛋白（C-reactive protein）

参考文献

1. Myers BD, Moran SM. Hemodynamically mediated acute renal failure. *N Engl J Med*. 1986; 314: 97.　PMID: 3510383

痛くなくても腎アンギーナ

できるだけ早期にAKI患者を診断し治療する試み

　AKIが独立した予後不良因子であること(p120,「腎臓はもはやinnocent by-standerではない」参照),そしてCrの上昇がAKIに遅れること(p122,「血清Cr値の上昇を軽視するな」参照)が分かっているのなら,できるだけ早期にAKIを診断して治療したいと誰もが考える。2010年に提唱された「腎アンギーナ」は,こうした背景からうまれた概念だ[1]。なお,「アンギーナ」という呼称は「心筋梗塞の前段階としての狭心症」になぞらえただけであり,腎血管の狭窄とは無関係である。

　まず小児科ICU領域で腎アンギーナ指数(RAI)が提唱され,患者背景としてのAKIリスク(幹細胞移植後,昇圧薬投与中,人工呼吸管理中など)にクレアチニンクリアランスの低下や体液貯留といった症状を組み合わせたスコア化が試みられた[2]。また,このスコアをバイオマーカーと組み合わせた研究も進行中だ(AKI-CHERUB,AWARE-AKIなど)。また,成人患者でも同様の指数(図)でその有用性が検証され始めている[3]。

　ただし,NGAL,KIM-1,L-FABPなどのバイオマーカーはトロポニンのようには臨床応用されていない(外注で検査を行っている施設も多い)うえに,心筋梗塞の場合と異なり,Framinghamスコアのような検査前確率の評価方法も確立していない。さらに,早期に「腎アンギーナ」と診断しても,心筋梗塞におけ

急性腎障害・輸液

クレアチニン値の上昇	スコア
<0.1 mg/dL	1
≧0.1 mg/dL	2
≧0.3 mg/dL	4
≧0.4 mg/dL	8

×

病状	スコア
ICU入室	1
糖尿病	3
昇圧薬または人工呼吸器	5

＝　腎アンギーナ指数

る血行再建のような根本的な治療があるわけではない。しかし，こうした取り組みが進めば，AKIも急性心筋梗塞のように早期診断・早期治療ができる時代がくるかもしれない。

AKI：急性腎障害(acute kidney injury)，RAI：腎アンギーナ指数(renal angina index)，NGAL：好中球ゼラチナーゼ結合性リポカリン(neutrophil gelatinase-associated lipocalin)，KIM-1：kidney injury molecule 1，L-FABP：肝臓型脂肪酸結合蛋白(liver-type fatty acid-binding protein)

参考文献

1. Goldstein SL, Chawla LS. Renal angina. *Clin J Am Soc Nephrol*. 2010; 5: 943-949.　PMID: 20299370
2. Basu RK, Zappitelli M, Brunner L, et al. Derivation and validation of the renal angina index to improve the prediction of acute kidney injury in critically ill children. *Kidney Int*. 2014; 85: 659-667.　PMID: 24048379
3. Matsuura R, Srisawat N, Claure-Del Granado R, et al. Use of the renal angina index in determining acute kidney injury. *Kidney Int Rep*. 2018; 3: 677-683.　PMID: 29854976

70 NSAIDsとRAS阻害薬の併用は最悪の組み合わせ

NSAIDsとRAS阻害薬は，それぞれ輸入細動脈の拡張と輸出細動脈の収縮を阻害する

　AKIの予防には血行動態の適正化が最も重要である。血行動態の適正化とは，具体的には体液量と血圧を適切に維持することを意味する。それができないとき，つまり腎灌流圧が低下すると，腎臓では腎血流の自己調節能が働き，輸入細動脈の拡張や輸出細動脈の収縮により，糸球体濾過を維持しようとする（図1）。このため，自己調節能が障害されていると糸球体濾過が維持されず，AKIが発症しやすくなる。

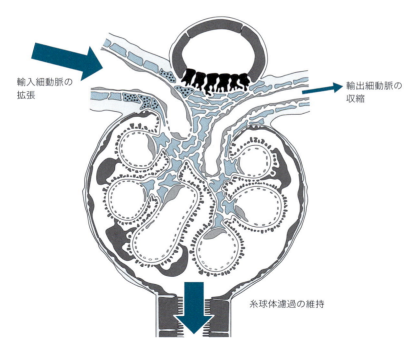

輸入細動脈の拡張
輸出細動脈の収縮
糸球体濾過の維持

図1

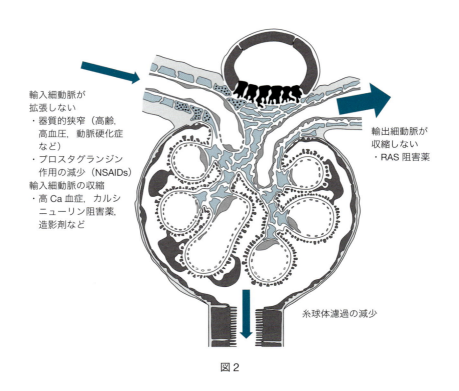

図2

　輸入細動脈が拡張しない原因としては，器質的狭窄，NSAIDsによるプロスタグランジン作用の減少，高Ca血症による輸入細動脈の収縮などがある。一方，輸出細動脈が収縮しない原因としては，RAS阻害薬がある(図2)。つまり，NSAIDsとRAS阻害薬はそれぞれ，輸入細動脈の拡張と輸出細動脈の収縮を阻害する，最悪な組み合わせの1つだ。高血圧と腰痛を認める高齢者ではRAS阻害薬とNSAIDsとが頻用されているのをみるが，「シックデイルール」(p134,「RAS阻害薬のシックデイルール」参照)を患者と家族に十分に伝え，守ってもらうことが，医原性のAKIを回避するためには必要である。

　なお，このNSAIDsとRAS阻害薬の「副作用」を治療として利用したのが"chemical nephrectomy"である。具体的には，維持透析患者において尿量の維持による大量の蛋白尿から低アルブミン血症が持続する場合に，高用量のNSAIDsとRAS阻害薬を腎機能の廃絶を目的に投与する。

AKI：急性腎障害(acute kidney injury)，NSAIDs：非ステロイド性抗炎症薬(nonsteroidal anti-inflammatory drugs)，RAS：レニン-アンジオテンシン系(renin-angiotensin system)

血圧が正常でも虚血性AKIとなりうる

動脈硬化の強い高齢者は正常血圧虚血性AKIのハイリスク群

　糸球体濾過の維持には腎血流の自己調節能が重要である（p141，「NSAIDsとRAS阻害薬の併用は最悪の組み合わせ」参照）。この自己調節能が障害されていると，正常血圧であっても相対的に血圧がわずかに低下しただけで糸球体濾過の維持ができず，虚血性のAKIが発症することとなり，これを「正常血圧虚血性AKI」と呼ぶ。

　繰り返しになるが，ここで大事なのは文字どおり「血圧が正常」でも虚血性のAKIになるということだ。AKIをみたとき，患者の血圧が下がっていなかったかを見返すことは大事なポイントだが，血圧が下がったエピソードがなくてもAKIは発症しうる。そのハイリスク群の1つは輸入細動脈に可逆的でない器質的狭窄がある場合であり，動脈硬化の強い高齢者などが典型像だ（図はp142を参照）。

　AKIの"Do No Harm"としてよくいわれる「NSAIDsとRAS阻害薬の中止」により，輸入細動脈の収縮と輸出細動脈の拡張が可逆的に改善し，糸球体濾過が維持される。その一方で，輸入細動脈に可逆的でない器質的狭窄がある場合には特に，輸入細動脈を拡張することによる糸球体濾過の維持ができず，正常血圧虚血性AKIに注意が必要となる。

AKI：急性腎障害（acute kidney injury）

参考文献

1. Asfar P, Meziani F, Hamel J-F, et al. High versus low blood-pressure target in patients with septic shock. *N Engl J Med*. 2014; 370: 1583-1593.　PMID: 24635770

尿蛋白クレアチニン比の落とし穴

AKI発症時の尿蛋白クレアチニン比は尿蛋白を過大評価する

　尿蛋白クレアチニン(Cr)比は，随時尿から1日の尿蛋白排泄量を推定することができる，きわめて簡易で有用な方法である。24時間蓄尿は蛋白尿評価のゴールドスタンダートだが，患者への負担は少なくなく，嫌がられることも多い。このため，蛋白尿の定量的な評価には尿蛋白Cr比を用いることが多い。しかし，尿蛋白Cr比の結果が正確ではなく，24時間蓄尿が必要となるときがある点には注意が必要である。

　まず，筋肉量が極端に多かったり少なかったりするときである。尿蛋白Cr比は，1日のCr排泄量が1gであることを前提としている。したがって，筋肉量が極端に偏っていて，1日のCr排泄量が1gでないときには不正確となる。具体的には，筋肉隆々の男性ではCr排泄量が高いため尿蛋白Cr比の結果は尿蛋白を過小評価することになり，フレイルな高齢女性ではCr排泄量が少ないため過大評価することとなる。

　また，AKIを発症した患者でも不正確となる。AKI時には尿中Cr排泄が大幅に低下する[1]。したがって，尿蛋白Cr比は実際の蛋白尿を過大評価することになる。例えば腎硬化症で軽度の蛋白尿を認め，さらにもともと低アルブミン血症がある患者がAKIとなると，患者の尿蛋白Cr比から得られた1日の尿蛋白排泄量は3.5gを超え，かつアルブミン低値という検査結果から，ネフローゼ症候群と間違われることがある。AKI患者において尿蛋白Cr比でネフローゼレベルの蛋白尿を認めた場合には，24時間蓄尿による尿蛋白の正確な評価が必要となる。

AKI：急性腎障害(acute kidney injury)

参考文献

1. Moran SM, Myers BD. Course of acute renal failure studied by a model of creatinine kinetics. *Kidney Int*. 1985; 27: 928-937.　PMID: 4021321

尿中好酸球をあてにするな

尿中好酸球の増加は多くの疾患で認められ，AINで必ずしも認められない

　急性尿細管間質性腎炎(AIN)の原因は，抗菌薬やNSAIDsを代表とした薬剤性のものが約7割と最も多い。AINの患者に，発熱，好酸球上昇，皮疹の古典的な3徴候がそろうことは少ない。悪心・嘔吐や倦怠感などの非特異的症状を呈することもあるが，多くは無症候性である。歴史的には，尿所見として尿中好酸球も診断の参考にされてきた。しかし尿中好酸球の増加は，急性尿細管壊死，急速進行性糸球体腎炎，糖尿病性腎症など，AIN以外でもみられる(図)。尿中の白血球に対する好酸球の割合1％をカットオフ値とした場合，腎生検で診断したAINに対し，感度30.8％，特異度68.2％，陽性尤度比1.01，陰性尤度比0.97であったという報告がある。尿中好酸球の有無をAINの有無の指標とすることが難しいことが分かる。AKIに加えて，被疑薬への曝露，無菌性膿尿や白血球尿，白血球円柱を認めた際に，AINを積極的に疑う。

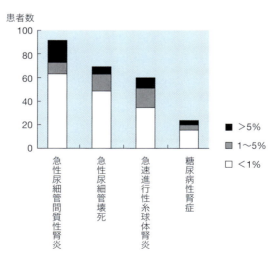

図　腎生検によって診断された各疾患と尿中好酸球の割合

AIN：急性尿細管間質性腎炎（acute interstitial nephritis），AKI：急性腎障害（acute kidney injury），NSAIDs：非ステロイド性抗炎症薬（non-steroidal anti-inflammatory drugs）

参考文献

1. Muriithi AK, Nasr SH, Leung N. Utility of urine eosinophils in the diagnosis of acute interstitial nephritis. *Clin J Am Soc Nephrol*. 2013; 8: 1857-1862. PMID: 24052222

renalism：過剰な腎保護

腎臓よりも，命が大事

　CKD患者でも，冠動脈造影(CAG)施行後の治療(冠動脈血行再建)により，死亡率は非CKD患者と同様に減少することが示されており，必要な場合には造影剤腎症の予防を行ったうえで，これを実施しなければならない。しかし，CKD患者において適切にCAGが行われる頻度は5〜6割程度と低い。

　これは，造影剤腎症を懸念するあまり，腎機能障害のある患者への心臓カテーテル検査や治療が実施されないことによる。このように，腎保護を優先するあまり，本来必要な検査や治療(薬物療法や手術)を受ける機会が失われてしまうことを"renalism"と呼ぶ。このrenalismは腎臓内科医よりもむしろ他科の医師に浸透していると感じることが少なくない。

　「腎機能が悪いので造影剤使用は禁忌」と画一的に判断するのではなく，検査や治療のメリットと造影剤腎症のリスクやデメリットを天秤にかけて考慮しなければならない。透析が必要になってしまうリスクを覚悟してでも実施すべき検査や治療もある。そんなとき，腎臓への忖度は不要である。

CKD：慢性腎臓病(chronic kidney disease)，CAG：冠動脈造影(coronary angiography)

参考文献

1. Chertow GM, Normand S-LT, McNeil BJ. "Renalism": inappropriately low rates of coronary angiography in elderly individuals with renal insufficiency. *J Am Soc Nephrol*. 2004; 15: 2462-2468. PMID: 15339996

急性腎障害・輸液

75

ヘビ，レプトスピラ，毒グモと腎臓内科

AKIも地域により特色がある

　世界規模でAKIをみると，その原因には地域によって疫学的に大きな隔たりがある。例えば発展途上国においては，都市部では先進国に近いパターン（敗血症，周術期低血圧，ACEI/AR3，NSAIDs，PPI，抗菌薬，造影剤など）だが，地方では様相が異なる。そこでに下痢（水の不衛生による），感染症（マラリア，デング熱，黄熱病，レプトスピラ症，破傷風，HIV），動物毒（ヘビ，ハチ，毒グモなど），敗血症性流産，民間信仰薬，染料などが原因の多くを占める[1]。

　実際，筆者がこうした国々出身の身近な医師たちに尋ねると，誰もが「初めての緊急透析患者はヘビ毒による腎障害だった」「ICU患者の半分はヘビ毒，もう半分はレプトスピラだった」など，ワイルドな経験を語ってくれたものだ。ヘビ咬傷についていえば，100例中29%がeGFR 60 mL/分/1.73 m^{2}以下のAKIとなり，その24%が透析を要し，10%が死亡したというブラジルの研究[2]もある。AKIのリスク因子にはCK高値，抗毒素血清投与の遅れ，小児患者などが挙げられている[3]。

　こういった疫学については英国や米国の教科書には章立てがあるし，ヘビ咬傷は，日本にもマムシやハブが生息しており無縁ではない。現代のボーダーレスな時代にあっては，日本の（感染症科医だけでなく）腎臓内科医も知っておいてよいことだろう。

AKI：急性腎障害（acute kidney injury），ACEI：アンジオテンシン変換酵素阻害薬（angiotensin converting enzyme inhibitor），ARB：アンジオテンシンⅡ受容体拮抗薬（angiotensin Ⅱ receptor blocker），NSAIDs：非ステロイド性抗炎症薬（non-steroidal anti-inflammatory drugs），PPI：プロトンポンプ阻害薬（proton pump inhibitor），CK：クレアチンキナーゼ（creatine kinase）

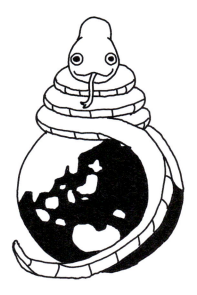

参考文献

1. Li PK, Burdmann EA, Mehta RL, et al. Acute kidney injury: global health alert. *Kidney Int*. 2013; 83: 372-376.　PMID: 23302721
2. Pinho FM, Zanetta DM, Burdmann EA. Acute renal failure after Crotalus durissus snakebite: a prospective survey on 100 patients. *Kidney Int*. 2005; 67: 659-667.　PMID: 15673314
3. Gold BS, Dart RC, Barish RA. Bites of venomous snakes. *N Engl J Med*. 2002; 347: 347-356. PMID: 12151473

INR＞3を無視するな

AKIの「新しい」原因：ワルファリン関連腎症

　AKIの原因となりうる薬物のリストは伸び続けており，昔からよく使用していた薬が実はAKIの原因となることが報告されてびっくりすることがあるわけであるが，ワルファリンもその1つである。

　ワルファリンによる抗凝固療法中，プロトロンビン時間(INR)は2.0前後にコントロールすることが一般的には推奨される。ワルファリン内服中の患者においてINRが過延長(通常INR＞3)している中で発症した，他に説明できないAKIでは，ワルファリン関連腎症を疑うことが必要である。なお，このような病態はワルファリンだけでなくその他の抗凝固薬でも起こりうることから，最近では「抗凝固薬関連腎症(anticoagulant related nephropathy)」と呼ばれる。

　ワルファリン関連腎症の機序としては，ワルファリン投与による過度な抗凝固作用から糸球体出血をきたし，尿細管に赤血球円柱を形成することによる尿細管閉塞などにより，AKIを生じるとされる。INRの過延長から，通常は1週間以内にAKIを起こし，血尿を伴う。画像所見では腎形態には異常を認めない。また，過度の抗凝固作用のため腎生検による組織学的診断ができない場合が多い。AKIの他の原因が除外され，直近にINR過延長があれば，ワルファリン関連腎症を臨床的に疑うこととなる。血尿を伴ったAKIであるため，急速進行性糸球体腎炎や血管炎との鑑別が難しい場合もある。ビタミンKなどで過度な抗凝固作用を速やかに拮抗させ，AKIの一般的な治療を継続する。

　CKD患者はワルファリン関連腎症の高リスク群として知られているが，非CKD患者における発症も少なくない。INR＞3.0のCKD患者の33%，非CKD患者の17%でワルファリン関連腎症が発症するとの報告もある[1]。ワルファリンを服用している患者ではINR＞3.0とならないように注意することはもちろん，なってしまった場合にはワルファリンの用量を速やかに調節することが極めて重要である。

AKI：急性腎障害（acute kidney injury），INR：プロトロンビン時間（正式には「プロトロンビン時間国際標準比〔PT-INR：prothrombin time-international normalized ratio〕），CKD：慢性腎臓病（chronic kidney disease）

参考文献

1. Brodsky SV, Nadasdy T, Rovin BH, et al. Warfarin-related nephropathy occurs in patients with and without chronic kidney disease and is associated with an increased mortality rate. *Kidney Int*. 2011; 80: 181-189.　PMID: 21389969

「肝腎」と「心腎」の「肝心」な違い

肝腎症候群は重篤な病態で，早期の治療が不可欠

　肝腎症候群（hepatorenal syndrome）とは，肝硬変による門脈圧亢進や腸内細菌の影響で内臓の静脈が拡張し，静脈血がプールされて有効動脈血液量が減少し，RAA系の亢進などにより腎血管が著明に収縮して起こる腎障害である[1]。つまり「肝機能が悪いから腎機能が悪いのであり，腎臓自体は無傷」というのが理論上の定義で，診断基準で潜血尿や蛋白尿があると除外されるのもそのためだ（表）[2]。肝腎症候群で亡くなったドナーから提供された腎臓はレシピエントの体内で機能するし[3]，肝腎症候群の患者で肝移植後に腎機能が戻ることも経験される[4]。

　しかし，実際は腎臓は「無傷」でもない。「腎前性」腎不全が時間経過とともに尿細管壊死を起こして不可逆的なダメージを受けるように，肝腎症候群も透析を何ヶ月もされているような例では腎臓の回復に限りがある（肝腎同時移植となることも多い）。さらに，肝硬変患者はたとえ尿所見がなくても，例えばC型肝炎による膜性増殖性糸球体腎炎のように多彩な病態が含まれることが腎生検の結果から分かっている[5]。

　では，心腎症候群（cardiorenal syndrome）が「心機能が悪いせいで腎機能が悪い」「腎機能が悪いせいで心機能が悪い」「1つの病態が心臓も腎臓も障害する」など5つに分類されている[6]のに対して，肝腎症候群が未だに「肝→腎」1本の立場のみを取っているのはなぜだろうか？　実はそこにこそ，両者の「肝心」な違いがある。

　その違いとはズバリ，予後だ。肝腎症候群は病因を詳細に調べる時間的猶予がないほど予後が悪い。肝腎症候群は臨床経過によってⅠ型とⅡ型に分類されるが，2週間以内にCrが2.5 mg/dLを超えるⅠ型は，肝移植ないし血管収縮薬（$V_2 \cdot \alpha_1$作動薬など）を開始しなければ2週間で死亡する（Ⅱ型も平均生存期間は6ヶ月である）[7]。つまり，早期診断・早期治療がきわめて重要なのだ。そのため，肝腎症候群は診断基準も簡便なチェックリストになっており，AKIの定義

腹水のある肝硬変
AKI：48時間以内にCr値が0.3 mg/dL以上の上昇，または1週間以内にCr値がベースラインから50%以上の上昇（Cr値の上昇程度によって3段階に分類される）
2日以上利尿薬を中止しアルブミンを負荷（1 g/kgまたは100 g）してもCrが改善しない
ショックがない
腎毒性のある薬物を使用していない（NSAIDs，アミノグリコシド系，造影剤など）
腎実質の疾患がない（蛋白尿＞500 mg/dL，血尿＞50 RBC/HPF，腎エコーの異常所見がない）

表　肝腎症候群のチェックリスト

も従来はCr 1.5 mg/dL以上だったものが2015年に改訂され，より早期からの
診断が可能になっている（表）。

RAA：レニン-アンジオテンシン-アルドステロン（renin-angiotensin-aldosteron），NSAIDs：
非ステロイド性抗炎症薬（non-steroidal anti-inflammatory drugs），RBC：赤血球（red blood cell），HPF：強拡大（high power field）

参考文献

1. Ginès P, Schrier RW. Renal failure in cirrhosis. *N Engl J Med*. 2009; 361: 1279-1290. PMID: 19776409
2. Angeli P, Ginès P, Wong F, et al. Diagnosis and management of acute kidney injury in patients with cirrhosis: revised consensus recommendations of the International Club of Ascites. *J Hepatol*. 2015; 62: 968-974. PMID: 25638527
3. Koppel MH, Coburn JW, Mims MM, et al. Transplantation of cadaveric kidneys from patients with hepatorenal syndrome. Evidence for the functionalnature of renal failure in advanced liver disease. *N Engl J Med*. 1969; 280: 1367-1371. PMID: 4890476
4. Iwatsuki S, Popovtzer MM, Corman JL, et al. Recovery from "hepatorenal syndrome" after orthotopic liver transplantation. *N Engl J Med*. 1973; 289: 1155-1159. PMID: 4585359
5. Wadei HM, Geiger XJ, Cortese C, et al. Kidney allocation to liver transplant candidates with renal failure of undetermined etiology: role of percutaneous renal biopsy. *Am J Transplant*. 2008; 8: 2618-2626. PMID: 19032225
6. Ronco C, Haapio M, House AA, et al. Cardiorenal syndrome. *J Am Coll Cardiol*. 2008; 52: 1527-1539. PMID: 19007588
7. Fagundes C, Ginès P. Hepatorenal syndrome: a severe, but treatable, cause of kidney failure in cirrhosis. *Am J Kidney Dis*. 2012; 59: 874-885. PMID: 22480795

1つでも「正常」な腎臓があれば
血清Cr値は2mg/dLを超えない

血清Cr値が高値のときは
両方の腎臓に障害が起きている

　生体腎移植ドナーは腎臓を片方提供することにより，腎機能は当然低下する。理論上は腎臓が1個になることでGFRは半分になるが，代償性の変化が起こるため，最終的にはもとの約70％になる[1]。血清Cr値は性別・体重にもよるが，通常1mg/dL前後に落ち着く。一方のレシピエントも，末期腎不全でCrが高値であったものが，「正常」な腎臓を1個もらうことにより，Cr値は通常1mg/dL前後に落ち着く。レシピエントとドナーのサイズミスマッチ，性別，腎移植の種類（生体腎か献腎か）などにより多少の幅はあるものの，成功した腎移植のレシピエントのCrが2mg/dLを超えることはない。このように，1つでも「正常」な腎臓があればCr値は2mg/dLを超えない。

　このことは例えば，片方の腎臓が萎縮している患者をみるときのヒントとなる。もう片方の腎臓が正常であれば，（生体腎ドナーやレシピエントと同様に）Crは高値とはならない。もしCrが高値であれば，萎縮していないほうの腎臓に腎障害があると考えなければならない。血清Cr値が高値ということは，両方の腎臓に障害があることを示唆する。「血清Cr 2mg/dL」が1つの目安となる。

参考文献

1. Kido R, Shibagaki Y, Iwadoh K, et al. Very low but stable glomerular filtration rate after living kidney donation: is the concept of "chronic kidney disease" applicable to kidney donors? *Clin Exp Nephrol*. 2010; 14: 356–362.　PMID: 20339892

バンコマイシンとタゾバクタム・ピペラシリンの併用はAKIに注意

バンコマイシンとの組み合わせに特に注意すべき抗菌薬がある

　バンコマイシン腎症は，グリコペプチド系抗菌薬の1つであるバンコマイシンによって生じる薬剤性の腎障害であり，急性尿細管壊死(ATN)を主な病態とする。これは日本では昔から報告されていたが，英文による報告が少なかったため，欧米ではほとんど認識されていなかった。10年ほど前，筆者が米国で臨床をしていた頃はバンコマイシンのトラフ値が高くともATNの原因とは認識されておらず，急性尿細管間質性腎炎(AIN)のまれな鑑別として認識されている程度であった。近年ようやく，欧米でもAIN以外のAKIの原因としてバンコマイシンが認識され始めている。なお，バンコマイシンは重症敗血症患者など，AKIの原因が多数存在している患者に使用する場合が多いため，バンコマイシンの使用とAKIの因果関係が非常に立証しにくいというのも事実である。

　また最近になり，バンコマイシンとタゾバクタム・ピペラシリンの併用治療により，AKIのリスクが増える可能性が報告され，注目を浴びている。バンコマイシン単剤よりもバンコマイシンとタゾバクタム・ピペラシリンの併用でAKIが多く，また同じ併用でもバンコマイシンとセフェピム系の併用やバンコマイシンとカルバペネム系の併用よりも，バンコマイシンとタゾバクタム・ピペラシリンの併用でAKIが多いと報告されている[1]。バンコマイシン投与下で，緑膿菌をカバーする必要はあるが嫌気性菌のカバーは不要なときには，タゾバクタム・ピペラシリンよりもセフェピムをバンコマイシンに併用するのが，AKI予防の観点からもよいのかもしれない。

ATN：急性尿細管壊死(acute tubular necrosis)，AIN：急性尿細管間質性腎炎(acute interstitial nephritis)，AKI：急性腎障害(acute kidney injury)

参考文献

1. Luther MK, Timbrook TT, Caffrey AR, et al. Vancomycin plus piperacillin-tazobactam and acute kidney injury in adults: a systematic review and meta-analysis. *Crit Care Med*. 2018; 46: 12-20.　PMID: 29088001

輸液の歴史：コレラ

200年近く前に，輸液の合理性を信じ実践した最初の医師たちがいた

　19世紀の英国医師ジョン・スノウ（John Snow, 1813〜1858）は，ロンドンでのコレラ大発生が瘴気などではなく，汚染された水道水によることを突き止めた。この事実はよく知られており，彼は近代疫学の父ともいわれる。しかし，コレラ流行時に輸液療法を試みた英国医師たちがいたことは意外と知られていないかもしれない。その中から代表的な，ウィリアム・ブルック・オショーネシー（William Brooke O'Shaughnessy, 1809〜1889）と，トーマス・ラッタ（Thomas Latta, 1796〜1833）を紹介しよう。

　オショーネシーは英国でコレラ患者が発生した1831年当時，エジンバラ医学校を出たばかりの22歳。彼は当初，酸素を含む塩類の輸液によって患者の血液の酸素化を改善しようとした。しかし現場で実験を繰り返すうち，輸液が血液組成を変化させることによって患者の状態を改善することに気づき，1832年にその研究結果を発表した[1]。

　ラッタはスコットランドのリースで働いていた医師だが，オショーネシーの論文を読んだ同年5月にコレラ患者に輸液を行った。その報告[2]によれば，彼は「前例がないので，細心の注意を払った」という。当時の輸液は食塩と重曹を水に溶かしたもので，換算するとNa^+を134 mEq/L，Cl^-を118 mEq/L，HCO_3^-を16 mEq/L含有していたことが分かる[3]。現代医学の見地からもバランスの取れた輸液（p159,「輸液の歴史：0.9%NaCl液」も参照）だが，患者はすでに瀕死状態にあり，一時的に息を吹き返したものの数時間後に死亡した。その後もいくつかの症例報告が出されたが，いずれも一時的なものに終わっている。輸液手技による空気塞栓，水質管理による敗血症，輸液浸透圧による溶血などの問題も多かったようだ。

　ラッタは実験の翌年に結核で死亡しているが，彼を「輸液の父」とする声も，小さいながらある[4]。一方のオショーネシーは実験翌年にインドに旅立った。そして，オピオイドの医療応用と電信分野の発明で功績を残し，「ナイト」の称

号を贈られている。

参考文献

1. O'Shaughnessy WB. Report on the chemical pathology of the malignant cholera, published by authority of the Central Board of Health. *Lancet*. 1832; 17: 929-936.
2. Latta T. Malignant Cholera: Documents communicated by the Central Board of Health, London, relative to the treatment of cholera by the copious injection of aqueous and saline fluids into the veins. *Lancet*. 1832; 18: 274-230.
3. Awad S, Allison SP, Lobo DN. The history of 0.9 % saline. *Clin Nutr*. 2008; 27: 179-188. PMID: 18313809
4. Neil MacGillivray. Dr Thomas Latta: the father of intravenous infusion therapy. *J Infect Prev*. 2009; 10: S3-S6. DOI: 10.1177/1757177409342141

輸液の歴史：0.9％NaCl液

生理的でもノーマルでもないこの輸液の歴史は，実は謎に包まれている

　生理食塩液(normal saline)のNa$^+$とCl$^-$濃度は154 mEq/Lで，いずれも血中より高い。また，浸透圧はNa$^+$とCl$^-$のモル数の和なので308 mOsm/Lとなり，血液より高い(実際は電離定数が1より少ないので，280 mmol/Lと等張になる)。つまり，その名前に反して生理的でもノーマルでもない。

　実のところ，0.9％NaCl液が「生理食塩液(以下，生食)」となった経緯は謎に包まれている[1]。コレラの大流行が終わった19世紀なかば以降，欧州では生理学への関心が高まり，「生理的」で「ノーマル」だとうたうさまざまな組成の輸液が開発された(p157，「輸液の歴史：コレラ」も参照)。例えば1892年のLancet誌には，幽門部腫瘍からの嘔吐による体液減少性ショックを約1Lの"normal saline"によって軽快させた症例報告が掲載されている[2]。これらはいずれもNa$^+$・Cl$^-$だけでなくHCO$_3^-$やリン酸イオンなどを含み，少なくとも「生食」よりは生理的にみえる。しかし，1883年に英国人医師シドニー・リンゲル(Sydney Ringer, 1835〜1910年)が開発した「リンゲル液」[注]を除き，歴史から消えてしまった。

　一方，0.9％NaCl液が最初に登場するのは1896年で，英国人医師W. S. ラザルス−バーロウ(W. S. Lazarus-Barlow, 1865〜1950)の論文に「哺乳類の赤血球にとってノーマルな食塩液は0.92％」とある[3]。これは，オランダ人化学者H. J. ハンブルガー（Hartog Jakob Hamburger, 1859〜1924）の，ヒト血清の浸透圧(280 mmol/kgH$_2$O)が0.9％食塩液と等張という研究結果(凝固点降下を利用しており，結果自体は正しい)を引用したものだ。

　ただしこれは化学論文であり，誰がいつ「生食」を臨床的に使い始めたのかは分かっていない。理由として，「生食」が食塩と水だけで簡便に調整でき，かつ安価である点などが推察されている。もしかすると，大量のショック患者や外傷患者を治療する必要のあった二度の世界大戦などが影響しているのかもしれない〔もっとも，第一次世界大戦の頃はいまだ静脈輸液よりも注腸や皮下注射が主流

急性腎障害・輸液

159

であり，米国人医師ルドルフ・メイタス（Rudolph Matas, 1860〜1957）によって持続点滴が発明されたのは1924年のことである[4]。

　その後も「生食」は慣行的に用いられ続け，現在米国だけで年間2億リットル（世界全体では1日に100万リットル以上）の「生食」が使用されている。しかし近年，乳酸リンゲル液や，その流れを汲むPlasmalyte®などのほうがより「生理的」だとして，「生食」はただの「0.9%食塩液（0.9% sodium chloride）」と呼ばれることもある。たとえ呼びにくくても，間違った名前よりはいいのかもしれない（改めて略称をつけるなら，「9食」はどうだろう）。

注：1930年代に，米国人医師アレクシス・ハルトマン（Alexis Hartmann, 1898〜1964）がこのリンゲル液にpH緩衝のため乳酸イオンを加え，「乳酸リンゲル液」となった。

参考文献

1. Awad S, Allison SP, Lobo DN. The history of 0.9% saline. *Clin Nutr.* 2008; 27: 179-188. PMID: 18313809
2. Spencer HR. Intravenous injection of "normal" salt solution for the grave haemorrhages of midwifery. Part i. *Lancet.* 1892; 139: 1289-1291.
3. Lazarus-Barlow WS. On the initial rate of osmosis of blood-serum with reference to the composition of "physiological saline solution" in mammals. *J Physiol.* 1896; 20: 145-157.　PMID: 16992354
4. Hardaway RM. Wound shock: a history of its study and treatment by military surgeons. *Mil Med.* 2004; 169: 265-269.　PMID: 15132226

輸液をめぐる代理戦争とその後

晶質液と膠質液の使用には，
現在でも国や地域，時代によって偏りがある

デンマーク人作家イサク・ディネセン(Isak Dienesen, 1885～1962，実際は女性で，本名Baroness Karen von Blixen-Finecke)の作品『ノルデルナイの大洪水』[1]に，"*I know of a cure for everything: Salt water.*"という引用句がある。そして，悩みに暮れる息子に父がかけるこの言葉のあとには，「どんなものも汗，涙，海の，どれかが治してくれるんだ」と続くのである。

本当にどんなものも治してくれるかはさておき，医療においても塩水，つまり晶質液が急速補液(fluid resuscitation)に用いられる。しかし，晶質液がすべての国でいつの時代にも第1選択であったかとうと，実はそうでもない。2007年時点の各国ICUにおける輸液使用状況を調べたSAFETRIPS study[2]によれば，米国，ニュージーランド，ドイツ，フランスなどで晶質液が主体だったのに対し，英国，カナダ，スイス，オーストラリア，スウェーデン，香港などでは膠質液が主体だった。

晶質液と膠質液の効果を比較した大規模研究として代表的なのはSAFE study[3]とCHEST study[4]だ(これらがオーストラリア・ニュージーランド2ヶ国で行われたことは，前述の輸液使用状況を考えると代理戦争のようで興味深い)。前者では0.9%NaCl液とアルブミン，後者ではHESが比較されたが，生命予後などでは両者の間に有意差を認めなかった。一方，0.9%NaCl液はアルブミンに比べ脳浮腫を起こしにくく，後者ではHESと比較して腎障害や凝固障害が少ないことも報告された。

では，この2つの研究報告後に各国の輸液使用状況は変わっただろうか？2014年のデータ(Fluid-TRIPS)[5]によれば，2007年時に比べて，膠質液主体であったほとんどの国と地域で晶質液の使用が有意に増えていたことが分かった(図)。また，晶質液では0.9%NaCl輸液の使用が減り(p163，『ほんとうは怖い「生食」』も参照)，膠質液ではHESの使用が減っていた。

ただし例外は英国で，晶質液の使用が数字上わずかに増えていたものの有意

急性腎障害・輸液

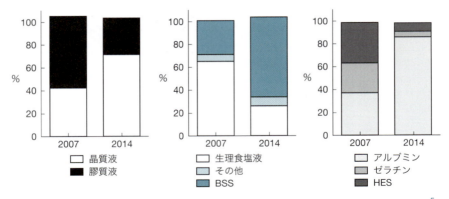

図　世界17ヶ国の84施設のICUにおける急速補液組成の変遷（2007年 対 2014年）[5]

差はみられなかった．当地では，「塩水がすべてを治す」とは考えられていないのかもしれない．

BSS：緩衝食塩液（buffered salt solution），HES：ヒドロキシエチルデンプン（hydroxyethyl starch）

参考文献

1. イサク・ディネセン（著），横山貞子（訳）．『ピサへの道 七つのゴシック物語1』（2013）白水社．
2. Finfer S, Liu B, Taylor C, et al. Resuscitation fluid use in critically ill adults: an international cross-sectional study in 391 intensive care units. *Crit Care*. 2010; 14: R185. 　PMID: 20950434
3. Finfer S, Bellomo R, Boyce N, et al. A comparison of albumin and saline for fluid resuscitation in the intensive care unit. *N Engl J Med*. 2004; 350: 2247-2256. 　PMID: 15163774
4. Myburgh JA, Finfer S, Bellomo R, et al. Hydroxyethyl starch or saline for fluid resuscitation in intensive care. *N Engl J Med*. 2012; 367: 1901-1911. 　PMID: 23075127
5. Hammond NE, Taylor C, Finfer S, et al. Patterns of intravenous fluid resuscitation use in adult intensive care patients between 2007 and 2014: An international cross-sectional study. *PLoS One*. 2017; 12: e0176292. 　PMID: 28498856

ほんとうは怖い「生食」

0.9％NaCl液は，非生理的であることを
意識した上で選択しよう

　生理的でもないのに生理的と呼ばれる0.9％NaCl液だが，近年はAKIなどさまざまな弊害が指摘されており，機序としてCl⁻濃度が高いことで尿細管糸球体フィードバックがかかり，腎血流が減少することなどが考えられている（図）[1]。実際，ICUで高Cl輸液を指導医の許可なしに使用できなくした研究では，高Cl輸液群に比べ，Cl⁻濃度が低いぶん乳酸イオンなどのバッファーを含んだBSSを用いた群で，AKIの発症が有意に少なかった[2]。

　その後，2015年にSPLIT trialが発表され，ICU患者に2L程度の0.9％NaCl液とBSSのPlasmaLyte®をそれぞれ投与してもAKIの発症に有意差を認めなかった[3]。しかし，2018年にはプラグマティックトライアル（病院や地域全体が参加し，日常診療の一部として介入を行いその効果をみるRCT。文献4，5も参照）ながら，SPLIT trialと同様の輸液量で腎関連有害事象の複合アウトカム[注]に有意差を認めたSMART trial[5]，SALT-ED trial[6]が報告された。

　より大規模なRCTであるPLUS trial（NCT 02721654）も進行中であり，完全に決着がついたわけではないが，世界的にみると，「グッド」とされる0.9％NaCl液の使用は「ベター」なBSSに取って代わられつつある（p161，「輸液をめぐる代理戦争とその後」も参照）。ただし，脳浮腫や高K血症など0.9％NaCl液が好まれる状況もあり（SMART trial，SALT-ED trialでも，こうした例については医師判断でBSSを避けられるようになっていた），今後も両者を賢く選択する必要があるだろう。

注：MAKE30（major adverse kidney events within 30 days）。ICU入院30日後ないし退院時の，①死亡，②新規の腎代替療法，③持続的な腎機能低下（ベースラインから2倍以上，ベースラインが不明の場合は人種・性別・年齢から計算される値）。

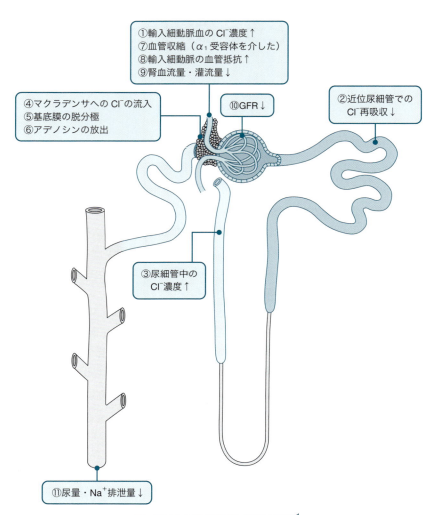

図 高Cl血症が腎臓に及ぼす影響[1]

AKI：急性腎障害（acute kidney injury），BSS：緩衝食塩液（buffered salt solution），RCT：ランダム化比較試験（randomized controlled trial）

参考文献

1. Lobo DN, Awad S. Should chloride-rich crystalloids remain the mainstay of fluid resuscitation to prevent 'pre-renal' acute kidney injury?: con. *Kidney Int*. 2014; 86: 1096-1105.　PMID: 24717302

2. Yunos NM, Bellomo R, Hegarty C, et al. Association between a chloride-liberal vs chloride-restrictive intravenous fluid administration strategy and kidney injury in critically ill adults. *JAMA*. 2012; 308: 1566-1572.　PMID: 23073953

3. Young P, Bailey M, Beasley R, et al. Effect of a buffered crystalloid solution vs saline on acute kidney injury among patients in the intensive care unit: The SPLIT randomized clinical trial. *JAMA*. 2015; 314: 1701-1710.　PMID: 26444692

4. 日本製薬工業協会ウェブサイト『Pragmatic Trialsのススメ』
http://www.jpma.or.jp/medicine/shinyaku/tiken/allotment/pragmatic_trials.html（2019.8.14アクセス）

5. Ford I, Norrie J. Pragmatic trials. *N Engl J Med*. 2016; 375: 454-463.　PMID: 27518663

6. Semler MW, Self WH, Wanderer JP, et al. Balanced crystalloids versus saline in critically ill adults. *N Engl J Med*. 2018; 378: 829-839.　PMID: 29485925

7. Self WH, Semler MW, Wanderer JP, et al. Balanced crystalloids versus saline in noncritically ill adults. *N Engl J Med*. 2018; 378: 819-828.　PMID: 29485926

84

あなたはDr.コトーになれるか

"dehydration"と"volume depletion"で必要な輸液は異なる

　脱水症の基本治療は輸液療法である。脱水には"dehydration"（水分欠乏性脱水）と"volume depletion"（Na欠乏性脱水）の2種類があり，当然のことながら両者で必要な輸液は異なる。

　例えばあなたが孤島で以下に示す2人の患者を診察し，限られた情報から生理食塩液か5%グルコースのいずれかの輸液を選択するとしたら，どちらが良いだろうか。

● 症例1：80歳女性。既往歴なし。数日前より38℃台の発熱を認めていた。本日，自宅で倒れているのを発見された。意識レベル：JCS 30　体温37.4℃　呼吸数28/分　身長155 cm　体重35 kg（もともとは40 kg）　血圧・脈拍102/64 mmHg・84/分（臥位）　78/60 mmHg・112/分（座位）　前胸部皮膚ツルゴール低下や腋窩乾燥を認める以外には身体所見に異常を認めない。

● 症例2：80歳男性。約1週間前より発熱があり，食事摂取不良であった。本日，意識レベルが低下しているところをホームヘルパーに発見された。意識レベル：JCS 30　体温37.4℃　呼吸数24/分　身長160 cm　体重45 kg（もともとは50 kg）　血圧・脈拍122/72 mmHg・74/分（臥位）　118/78 mmHg・80/分（座位）　口腔内の乾燥を認める以外には身体所見に異常を認めない。

　症例1はvolume depletion，症例2はdehydrationである。volume depletionでは起立性低血圧などの循環不全症状が前面に出る。その一方で，dehydrationでは脳細胞虚脱症状が前面に出る。dehydrationによる高度な高Na血症では循環不全症状がみられないことが多い。これは喪失される体液の違いによる。volume depletionの場合，細胞外液が減少するために循環不全症状が出現する。一方，dehydrationの場合は細胞内液と細胞外液の両者が減少し血漿浸透圧が上昇するため口渇がみられ，高度になると脳細胞虚脱症状が現れる。したがっ

166

	Na 欠乏性脱水 （等張性・低張性脱水）	水分欠乏性脱水 （高張性脱水）
英語名	volume depletion	dehydration
喪失する体液	等張液（生理食塩液） 細胞外液のみ	低張液（水分） 細胞内液＋外液
細胞外液量	↓↓	↓
主な症状	循環不全症状 （頻脈・低血圧・立ちくらみ）	脳細胞虚脱症状 （口渇・精神症状・粘膜乾燥）
血清 Na 値	→	↑
血清浸透圧	→	↑
血清蛋白	↑	→
ヘマトクリット	↑	→

表　2つの脱水：その違い

て，上記の患者を前にした際，生理食塩液か5％グルコースの2択であれば，volume depletion には生理食塩液を，dehydration には5％グルコースを輸液するのが適切である。

急性腎障害・輸液

Part 5

慢性腎臓病

CRFからCKDへ

定義が明確で，公衆衛生的で，分かりやすい用語に

　慢性腎臓病(CKD)という語は，2002年に米国腎臓財団内のK/DOQI（kidney disease outcomes quality initiative)グループが用いて有名になった[1]。その後2005年に国際腎臓病ガイドラインKDIGOがこれを踏襲し[2]，現在では慢性腎不全(CRF)という語をほぼ置き換えている。

　では，両者はどう違うのだろうか。1つめは定義だ。CRFには明確な定義がなく，主として尿毒症や浮腫などの症状が出始めるCKDステージ4～5あたりを漠然と指していた。それに対して，CKDは周知のように症状が出る前の腎障害まで含めてeGFR値・蛋白尿などの検査値異常でステージ分類してあり，定義が明確だ。また，早期発見・早期予防がより強調されてもいる。

　2つめは対象だ。CRFは主に腎臓内科の用語で，腎代替療法を考慮しながら腎臓を守ることに主眼が置かれていた。しかしCKDは，軽度腎障害から心血管系イベントや死亡率が高まること（図[3]およびp120「腎臓はもはやinnocent bystanderではない」も参照）を踏まえ，そのリスクを，腎臓内科にとどまらず広く社会に周知するための公衆衛生的な用語でもある。

　そして3つめは，分かりやすさだ。"renal"はラテン語，"nephrology"はギリシャ語由来のいわば「外来語」で，英語話者にはなじみがうすい。それに対して"kidney"は英語の「固有語」で，豆の名にもなっているくらい一般的だ（なお筆者にも米国留学中，"nephrologist"ではなく"kidney doctor"と自己紹介しなければ通じなかった経験がある）。それで，米国腎臓財団がより通じやすいkidneyを用語として採用したのには，こういった事情もあったのである（文献1にはその旨が明記されている）。

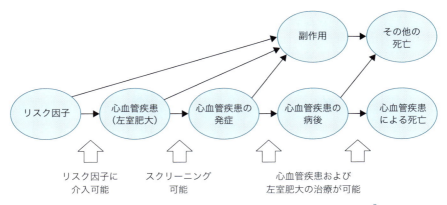

図　心血管系イベントや死亡率のリスク因子としての軽度腎障害[3]

CKD：慢性腎臓病(chronic kidney disease)，CRF：慢性腎不全(chronic renal failure)，eGFR：推算糸球体濾過量(estimated glomerular filtration rate)

参考文献

1. National Kidney Foundation. K/DOQI clinical practice guidelines for chronic kidney disease: evaluation, classification, and stratification. *Am J Kidney Dis.* 2002; 39: S1-S266.　PMID: 11904577
2. Levey AS, Eckardt KU, Tsukamoto Y, et al. Definition and classification of chronic kidney disease: a position statement from Kidney Disease: Improving Global Outcomes (KDIGO). *Kidney Int.* 2005; 67: 2089-2100.　PMID: 15882252
3. Levey AS, Beto JA, Coronado BE, et al. Controlling the epidemic of cardiovascular disease in chronic renal disease: what do we know? What do we need to learn? Where do we go from here? National Kidney Foundation Task Force on Cardiovascular Disease. *Am J Kidney Dis.* 1998; 32: 853-906.　PMID: 9820460

"renalism"にかわる, "realism"を求めて

CKDステージ4以上の冠動脈疾患をどう治療すべきか, その答えは未だ出ていない

　CKD外来を受診する患者が最も心配するのは, 透析になることだ。しかし, 米国のCKDコホートの追跡調査では, CKD患者のうち末期腎不全に至り透析導入になったのは2%以下だった[1]。これは"paradox of the missing dialysis patients"(消えた透析患者のパラドクス)とも呼ばれ[2], CKD患者は大部分が透析開始になる前に死亡していることが示唆される。その主要な原因として知られているのが, 心血管系イベントだ。CKD患者における心血管系イベントの発症率を調べた北カリフォルニアのコホート研究によると, eGFR 60 (mL/分/1.73 m²)の群に対する調整後のハザード比は, 45〜59の群で1.4倍, 30〜44の群で2.0倍, 15〜29の群で2.8倍, 15未満の群で3.4倍と有意に高かった[3]。

　では, CKD患者を心血管系イベントから守るためには, 造影剤腎症のリスクをおかしてでも積極的に冠動脈造影やPCIを行うべきなのだろうか? 現時点では明確な答えはなく, 症例ごと個別に医師と患者で相談して判断するしかない。しかし実際には, 生命の危険が差し迫った急性冠症候群を除いてこうした介入が行われることは少なく, その消極性は"renalism"として批判されることもある[4] (p147, 「renalism：過剰な腎保護」も参照)。保存的加療とPCIのシナリオをコンピューター上でシミュレートした意思決定分析もあるが[5], そもそもシミュレーションの仮定に用いた研究にわずかな人数しかCKD患者が含まれていないなど, 信頼性は十分とはいえない。現在, eGFRが30 mL/分/1.73 m²未満(末期腎不全患者も含む)のCKD患者1,000人を対象にしたランダム化試験ISCHEMIA-CKD (NCT 01985360)が進行中であり, "renalism"を越えた「リアル」な道しるべになるかもしれない。

CKD：慢性腎臓病(chronic kidney disease), PCI：経皮的冠動脈インターベンション(percutaneous coronary intervention)

参考文献

1. Keith DS, Nichols GA, Gullion CM, et al. Longitudinal follow-up and outcomes among a population with chronic kidney disease in a large managed care organization. *Arch Intern Med*. 2004; 164: 659-663. PMID: 15037495

2. Herzog CA. How to manage the renal patient with coronary heart disease: the agony and the ecstasy of opinion-based medicine. *J Am Soc Nephrol*. 2003; 14: 2556-2572. PMID: 14514733

3. Go AS, Chertow GM, Fan D, et al. Chronic kidney disease and the risks of death, cardiovascular events, and hospitalization. *N Engl J Med*. 2004; 351: 1296-1305. PMID: 15385656

4. Chertow GM, Normand SL, McNeil BJ. "Renalism": inappropriately low rates of coronary angiography in elderly individuals with renal insufficiency. *J Am Soc Nephrol*. 2004; 15: 2462-2468. PMID: 15339996

5. Khattak A, Mandel EI, Reynolds MR, et al. Percutaneous coronary intervention versus optimal medical therapy for stable angina in advanced CKD: a decision analysis. *Am J Kidney Dis*. 2017; 69: 350-357. PMID: 27646423

87

AKI？　いえ，CKDです……！

末期腎不全に至ってから受診する例は日本でも後を絶たず，早期発見と介入に向けた取り組みが不可欠

　腎臓内科でときどき話題になるのが，「経験した中で最も高いCr値はいくつか？」という問いだ。ちなみに筆者は38 mg/dLという症例を経験したが，合併症が多く，残念ながら救命できなかった。救命された例に限定して文献にあたってみると，61.3 mg/dL（アラブ首長国連邦の20歳男性）[1]，53.9 mg/dL（米国の34歳男性）[2]などの報告がある。その驚異的な値には，驚くだけでなく，医療機関を受診できない経済的・社会的な理由があったのかと心配になる。

　健診が充実し医療機関へのアクセスがよい日本では，ここまでの高値になることは少ない。それでも，初診時のCr値がすでに「2桁mg/dL」というのはよく経験する。薬剤性の急性尿細管間質性腎炎（AIN），急速進行性糸球体腎炎（RPGN）などの急性疾患による場合は回復も見込める。しかし，すでに高P血症，アシドーシス，貧血，腎萎縮などの慢性変化を伴う例では腎機能の回復は難しく，そのまま透析依存になることもある。

　こうした「実は末期だったAKI」で多いのは，高血圧や糖尿病があったのに通院せずにいるうち，浮腫や倦怠感が出現して受診する場合だ。国際ガイドラインKDIGO[3]はCKDのCGA分類によるリスク評価（「ヒートマップ」）に基づいて，図のように腎臓内科への紹介を奨めているが，こうした異常を放置する患者も多いし，医療者側にもいまだに「腎臓内科紹介は透析を依頼するとき」という考えが少なくない。失うにはあまりに惜しい腎臓を守るため，社会一般と医療界に対して今後も啓発活動を続けていかなければならない。

AIN：急性尿細管間質性腎炎（acute interstitial nephritis），RPGN：急速進行性糸球体腎炎（rapidly progressive glomerulonephritis），AKI：急性腎障害（acute kidney injury），CKD：慢性腎臓病（chronic kidney disease）

174

原疾患	蛋白尿区分		A1	A2	A3
糖尿病	尿アルブミン定量 (mg/日) 尿アルブミン/Cr比 (mg/gCr)		正常	微量アルブミン尿	顕性アルブ ミン尿
			30未満	30～299	300以上
高血圧 腎炎 多発性嚢胞腎 その他	尿蛋白定量(g/日) 尿蛋白/Cr比 (g/gCr)		正常 (−)	軽度蛋白尿 (±)	高度蛋白尿 (＋～)
			0.15未満	0.15～0.49	0.50以上
GFR区分 (mL/分/ 1.73 m²)	G1	正常または 高値　≧90		血尿＋なら紹介，蛋白尿のみならば生活指導・診療継続	紹介
	G2	正常または 軽度低下　60～89		血尿＋なら紹介，蛋白尿のみならば生活指導・診療継続	紹介
	G3a	軽度～ 中等度低下　45～59	40歳未満は紹介，40歳以上は生活指導・診療継続	紹介	紹介
	G3b	中等度～ 高度低下　30～44	紹介	紹介	紹介
	G4	高度低下　15～29	紹介	紹介	紹介
	G5	末期腎不全　＜15	紹介	紹介	紹介

図　かかりつけ医から腎臓専門医・専門医療機関への紹介基準

「エビデンスに基づく CKD 診療ガイドライン 2018（日本腎臓学会）」より（作成：日本腎臓学会，監修：日本医師会）。

参考文献

1. Abuhasna SD. Highest serum creatinine ever reported. *Hemodial Int*. 2013; 17: 137-138. PMID: 22762266

2. Storm AC, Htike NL, Cohen DA, et al. A surviving patient with record high creatinine. *Open J Nephrol*. 2013; 3: 217-219. DOI: 10.4236/ojneph.2013.34037.

3. Kidney Disease: Improving Global Outcomes（KDIGO）. KDIGO 2012 clinical practice guideline for the evaluation and management of chronic kidney disease. *Kidney Int Suppl*. 2013; 3: 1-150. PMCID: PMC4089632

PPIで気をつけるべきは
AINだけではない

PPIの長期投与はCKDの発症にも注意する

　プロトンポンプ阻害薬(PPI)は，逆流性食道炎や消化性潰瘍の治療薬およびピロリ菌の除菌療法として有効性が高く，頻用される薬物の1つである。2017年度の国内売上高では，エソメプラゾール(ネキシウム®)が約865億円で4位，ボノプラザン(タケキャブ®)が551億円で10位であった(ちなみにロキソニン®は365億円で30位)。頻用される処方薬であるということは，すなわちその副作用には精通している必要がある。

　PPIは，急性尿細管間質性腎炎(AIN)を引き起こす原因薬物の「トップ3」の1つだが(あとの2つは抗菌薬とNSAIDs)[1]，近年，PPIはAINだけではなく，CKDの発症と関連すること，そして発症リスクは投与量よりも投与期間に依存している可能性が示されている。PPIによるCKDの発症には，AKIを経過するものと，緩徐に発症・進展するものがあると考えられ，それぞれの比率は，おおよそ半々であると見積もられている[2]。AKIを経過するものは，前述したAINの関与が最も大きいと推測されている。PPI投与期間が長期化するとCKDの発症リスクが増加し，特に30日を超えるとCKDの発症リスクは有意に上昇することが報告されている(図)[2]。

　こうしたことから，PPIの長期投与とCKD発症との関連性については日本腎臓学会からも注意喚起の声明が出されている。保険適用上，PPIは胃潰瘍および逆流性食道炎の場合は8週間，十二指腸潰瘍の場合は6週間という制限がある。漫然とした長期投与を避けること，そして，投与期間を遵守することが，保険適用上だけでなく，CKDの発症リスクの観点からも重要である。

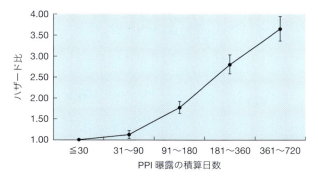

図　PPI投与期間とCKDの発症リスク[2]

PPI：プロトンポンプ阻害薬（proton pump inhibitor），AIN：急性尿細管間質性腎炎（acute interstitial nephritis），NSAIDs：非ステロイド性抗炎症薬（nonsteroidal anti-inflammatory drugs），CKD：慢性腎臓病（chronic kidney disease），AKI：急性腎障害（acute kidney injury）

参考文献

1. Muriithi AK, Leung N, Valeri AM, et al. Biopsy-proven acute interstitial nephritis, 1993-2011: a case series. *Am J Kidney Dis*. 2014; 64: 558-566.　PMID: 24927897
2. Xie Y, Bowe B, Li T, et al. Long-term kidney outcomes among users of proton pump inhibitors without intervening acute kidney injury. *Kidney Int*. 2017; 91: 1482-1494.　PMID: 28237709

尿蛋白は予後不良のハイリスク

蛋白尿があると腎予後だけでなく生命予後も悪い

　蛋白尿が陽性である場合，そして蛋白尿の量が多いほど，腎予後は悪い。健診により沖縄県の成人（106,000人）を対象に，約20年間の観察を行った研究によると，期間中の末期腎不全の累積発症率は，試験紙法における蛋白尿「2＋」で約7％，「3＋」以上で約16％であった[1]。健診は末期腎不全のハイリスク群を早期に発見するためにも非常に重要である。

　また，蛋白尿が陽性である場合，生命予後も悪い。米国からの報告では5年間の追跡調査にて，例えばGFRがCKDのステージ2であっても，蛋白尿が陽性である場合の心血管疾患による死亡は20％と，蛋白尿がない場合の約2倍であった[2]。またUKPDSにおける糖尿病性腎症の各ステージの移行率と死亡率は微量アルブミン尿から顕性アルブミン尿になる率（2.8％/年）と死亡する率（3.0％/年）はほぼ同じであった[3]。さらには顕性蛋白尿から血清Crが上昇する率（2.3％/年）よりも死亡する率（4.6％/年）のほうが高いと報告されている。

　このように，蛋白尿があると腎予後だけでなく生命予後も悪い。

GFR：糸球体濾過量（glomerular filtration rate），CKD：慢性腎臓病（chronic kidney disease）

参考文献

1. Iseki K, Ikemiya Y, Iseki C, et al. Proteinuria and the risk of developing end-stage renal disease. *Kidney Int*. 2003; 63: 1468-1474.　PMID: 12631363
2. Keith DS, Nichols GA, Gullion CM, et al. Longitudinal follow-up and outcomes among a population with chronic kidney disease in a large managed care organization. *Arch Intern Med*. 2004; 164: 659-663.　PMID: 15037495
3. Adler AI, Stevens RJ, Manley SE, et al. Development and progression of nephropathy in type 2 diabetes: the United Kingdom Prospective Diabetes Study（UKPDS 64）. *Kidney Int*. 2003; 63: 225-232.　PMID: 12472787

「CKDにはRAA系阻害薬」の限界

RAA系阻害薬が推奨されないCKD患者もおり，新たな治療戦略が望まれる

　サンスクリット語の「マントラ(मन्त्र，mantra)」は「真言」と漢訳されるが，転じて「真理として繰り返し唱えられる教え」を指すのに用いられることもある。腎臓内科にも「マントラ」は多いが，その1つが「CKDにはRAA系阻害薬」だろう。RAA系阻害薬は糸球体の輸出細動脈を拡張して濾過圧を下げ，蛋白尿を低下させ腎臓への負担を減らすというのがその主たる理由であり，エビデンスレベルも相当に高い。

　しかし，RAA系阻害薬が「蛋白尿のないCKD」にも腎保護作用をもつかには疑問もある。例えば非糖尿病性CKDにおいては，各種前向きRCTを集めて解析したところ，蛋白尿500 mg/日以上の患者群でみられたACE阻害薬による腎機能低下の抑制効果が，500 mg/日未満の患者群ではみられなかった[1]。

　また，顕性腎症の前段階として位置づけられてきた「蛋白尿のない糖尿病性CKD」においても，RAA系阻害薬の役割に疑問が呈されている。特に高血圧合併のない患者においては，腎障害の抑制を予防しなかったのみならず[2,3]，心血管系イベントのリスクを増悪させた報告もみられ[4]，米国糖尿病学会はこの患者群でのRAA系阻害薬使用を推奨していない[5]。

　こうした点からみえてくるのは，「蛋白尿のないCKD」は「糖尿病性腎症」と別の病態である可能性だ。それを意識し，2007年には米国腎臓財団のガイドラインが「蛋白尿のない糖尿病性CKD」を含めた用語として"diabetic kidney disease（DKD）"を提唱し[6]，2017年には日本腎臓学会が訳語を「糖尿病性腎臓病」に決定した。今後，こうした病態に対する研究が進むことにより「CKD・DKDには○○」という新たなマントラが生まれることを期待したい。

CKD：慢性腎臓病(chronic kidney disease)，RAA：レニン–アンジオテンシン–アルドステロン(renin-angiotensin-aldosterone)，RCT：ランダム化比較試験(randomized controlled trial)，ACE：アンジオテンシン変換酵素(angiotensin converting enzyme)

慢性腎臓病

参考文献

1. Kent DM, Jafar TH, Hayward RA, et al. Progression risk, urinary protein excretion, and treatment effects of angiotensin-converting enzyme inhibitors in nondiabetic kidney disease. *J Am Soc Nephrol*. 2007; 18: 1959-1965.　PMID: 17475813

2. Mauer M, Zinman B, Gardiner R, et al. Renal and retinal effects of enalapril and losartan in type 1 diabetes. *N Engl J Med*. 2009; 361: 40-51.　PMID: 19571282

3. Weil EJ, Fufaa G, Jones LI, et al. Effect of losartan on prevention and progression of early diabetic nephropathy in American Indians with type 2 diabetes. *Diabetes*. 2013; 62: 3224-3231. PMID: 23545707

4. Haller H, Ito S, Izzo JL Jr, et al. Olmesartan for the delay or prevention of microalbuminuria in type 2 diabetes. *N Engl J Med*. 2011; 364: 907-917.　PMID: 21388309

5. de Boer IH, Bangalore S, Benetos A, et al. Diabetes and hypertension: a position statement by the American Diabetes Association. *Diabetes Care*. 2017; 40: 1273-1284.　PMID: 28830958

6. KDOQI. KDOQI clinical practice guidelines and clinical practice recommendations for diabetes and chronic kidney disease. *Am J Kidney Dis*. 2007; 49: S12-S154.　PMID: 17276798

バルドキソロンこそ
"million-dollar answer"?

抗炎症作用をもちGFRを上昇させるが，
心不全やアルブミン尿増悪の検証も必要

"million dollar question"とは，本質的で重要な質問のことである（1940年代の米国クイズ番組に由来するようだ）。CKD領域で誰もが思い浮かべる「100万ドルの問い」は，「GFRを上昇させる薬はないのか？」だろう。外来などで患者から尋ねられると「ない」と筆者は答えているのだが，現在（2019年7月）日本を含む各国で治験中のバルドキソロンはGFRを上昇させる。

バルドキソロンはNrf2の作動薬である。Nrf2は核内で数百の遺伝子転写を亢進させて細胞や組織を酸化ストレスや炎症から守ろうとする非常ボタンのようなもので，普段は大部分が核外でKEAP1（KLHL19ともいう）などに結合してユビキチン化による調節を受けている（p27，「Gitelman症候群のミラーイメージ，Gordon症候群」も参照）[1]。バルドキソロンはNrf2をKEAP1から解放して抗炎症の「スイッチ」をオンにすると考えられ，悪性腫瘍や肺高血圧などさまざまな疾患の治療ターゲットとして期待されている。

中でもCKD領域では糖尿病性腎症に対してBEACON studyが組まれ，52週の観測期間中にeGFRを最大10 mL/分/1.73 m^{2}上昇させた第2相試験[2]がセンセーションを起こしたが，第3相試験で心不全などの有害事象が多く出現し，治験は中止になった。しかし，諦めるにはあまりにも惜しい薬であることから，日本を含む多国間の共同研究としてはAlport症候群を対象にしたCARDINAL study（NCT 03019185）が，そして日本では糖尿病性腎症を対象としたAYAME study（NCT 03550443）が進行中である。有害事象の発現が忍容できる程度と頻度であれば，今後どこかの国で，何かの疾患に適応がとおるかもしれない。

では，この薬こそが「100万ドルの問い」の答えなのだろうか？　そうであってほしいが，2つの点で検証が必要だ。1つめは，eGFRを上昇させることが長期の腎予後に及ぼす影響だ。長期的な観測の結果「投薬によって透析導入を

慢性腎臓病

（何ヶ月か）遅らせることができた」という結果が出る可能性もあるが，ARBなどのRAA系阻害薬が糸球体の濾過圧を下げて腎保護に働くことを考えれば，濾過圧の上昇は，かえって腎臓にダメージを与えるおそれがある[3]。

2つめは，アルブミン尿の長期にわたる影響だ。実はバルドキソロン投与によってアルブミン尿は増悪する。これは糸球体濾過後の近位尿細管での再吸収が抑制されるためと考えられ，実際，再吸収に関わる受容体megalinに作用することが示されている[4]。蛋白尿が増悪したとしても，この薬は背景にある炎症を抑制するので問題ないという意見もあるが，これについては今後検証される必要がある。

CKD治療はブレイクスルーが必要な分野であり，Nrf2-KEAP1軸はその潜在性を十分に秘めている。その証拠に，東アフリカの地中に暮らすハダカデバネズミ（naked mole-rat）はNrf2が亢進しており，それが動脈硬化にならず腎機能を維持しながら，他のげっ歯類に比べて何十年も長く生きられる秘訣ではないかと推察されている[5]。もし，*Science*誌が2013年に"Vertebrate of the Year"に選んだ[6]この動物と話ができたなら，「100万ドルの問い」の答えを聞けるのだが……。

CKD：慢性腎臓病（chronic kidney disease），GFR：糸球体濾過量（glomerular filtration rate），Nrf2：nuclear factor erythroid 2-related factor 2，KEAP1：Kelch-like ECH-associated protein 1，eGFR：推算糸球体濾過量（estimated glomerular filtration rate），ARB：アンジオテンシンⅡ受容体拮抗薬（angiotensin Ⅱ receptor blocker），RAA：レニン-アンジオテンシン-アルドステロン（renin-angiotensin-aldosterone）

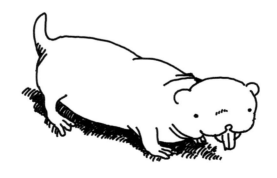

参考文献

1. Canning P, Sorrell FJ, Bullock AN. Structural basis of Keap1 interactions with Nrf2. *Free Radic Biol Med*. 2015; 88: 101-107.　PMID: 26057936

2. Pergola PE, Raskin P, Toto RD, et al. Bardoxolone methyl and kidney function in CKD with type 2 diabetes. *N Engl J Med*. 2011; 365: 327-336.　PMID: 21699484

3. Baigent C, Lennon R. Should we increase GFR with bardoxolone in Alport syndrome? *J Am Soc Nephrol*. 2018; 29: 357-359.　PMID: 29371420

4. Reisman SA, Chertow GM, Hebbar S, et al. Bardoxolone methyl decreases megalin and activates nrf2 in the kidney. *J Am Soc Nephrol*. 2012; 23: 1663-1673.　PMID: 22859857

5. Lewis KN, Wason E, Edrey YH, et al. Regulation of Nrf2 signaling and longevity in naturally long-lived rodents. *Proc Natl Acad Sci U S A*. 2015; 112: 3722-3727.　PMID: 25775529

6. Breakthrough of the year 2013. Notable developments. *Science*. 2013; 342: 1435-1441.　PMID: 24357296.

CKD診療は集学的治療

チェックリストを活用して「モレ」をなくそう！

　CKDの治療は「集学的治療」と呼ばれ，さまざまな項目について注意して多面的に診療しなければならない（これは裏を返せば，根治的治療がないということでもあるのだが）。しかし1つ1つの項目をモレなく診療するのは容易ではなく，多くの腎臓内科医は診療すべき項目をリスト化している（下表は筆者の用いている例。文献1〜3も参照）。リストはおそらく，その必要性から誰ともなく生まれたものであり，その項目には医師や施設ごとでバリエーションがあるだろう（「ワクチン接種」や「禁煙」を加えるなど）。

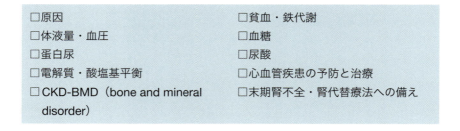

- □原因
- □体液量・血圧
- □蛋白尿
- □電解質・酸塩基平衡
- □CKD-BMD（bone and mineral disorder）
- □貧血・鉄代謝
- □血糖
- □尿酸
- □心血管疾患の予防と治療
- □末期腎不全・腎代替療法への備え

　チェックリストが「モレ」を防ぐのは議論を必要としないほど明らかな事実だ[4]。実際，こうしたチェックリストをプライマリケア医に導入したところ，ガイドラインの各目標値が有意に達成されたという報告もある[5]。ただ，限られた診察時間で一度にすべて介入するのは困難なこともあり，実践にあたっては優先順位づけなどの工夫も重要だ。

CKD：慢性腎臓病（chronic kidney disease）

参考文献
1. Abboud H, Henrich WL. Clinical practice. Stage IV chronic kidney disease. *N Engl J Med*.

2010; 362: 56-65　PMID: 20054047

2. 日本腎臓学会編『生活習慣病からの新規透析導入患者の減少に向けた提言～CKD（慢性腎臓病）の発症予防・早期発見・重症化予防～』（2016）東京医学社。
https://cdn.jsn.or.jp/guideline/pdf/2016-jsn-lifestyle-related-disease.pdf（2019.7.19アクセス）

3. Kidney Disease: Improving Global Outcomes（KDIGO）. KDIGO 2012 clinical practice guideline for the evaluation and management of chronic kidney disease. *Kidney Int Suppl*. 2013; 3: 1-150.　PMCID: PMC4089632

4. Atul Gawande（著），吉田　竜（訳）。『アナタはなぜチェックリストを使わないのか？【ミスを最大限に減らしベストの決断力を持つ！】』（2011）晋遊舎。

5. Shavit L, Hitti S, Silberman S, et al. Preoperative hemoglobin and outcomes in patients with CKD undergoing cardiac surgery. *Clin J Am Soc Nephrol*. 2014; 9: 1536-1544.　PMID: 24993450

多職種の助けを借りよう

多職種によるチーム医療がCKDの進行抑制に有効

　教育入院といえば，昔からあるのは糖尿病の教育入院だが，近年CKDの教育入院が普及してきている。CKDの教育入院には，CKDの増悪因子の探索，心血管合併症の検索，そして患者自身にCKDの知識をもってもらうこと，の3つの大きな目的があり，最終的にはこの3つを介したCKD患者の腎予後と生命予後の改善が期待される。日本腎臓学会のアンケート調査によると，約60％の施設(n＝56)で教育入院が行われている。

　教育入院では入院中に医師，看護師，薬剤師，栄養士などの多職種による患者教育が行われる。これは，多職種が関わることによって，患者は多項目の指導を異なる視点から繰り返し受けることになり，患者教育の効果の上昇が期待されるためである。欧米ではこのような多職種による患者教育は，通常は外来で行われている。いわゆる「CKD教育入院」は日本独自のものであり，この教育入院によるCKDの進行抑制も報告されている[1]。

　仕事が多忙など，さまざまな理由から，すべての患者が教育入院の時間を取れる訳ではない。外来における多職種によるチーム医療がCKDの進行抑制に有効であることも報告されている[2]。入院できない患者には外来での多職種による患者教育をしていきたい。

CKD：慢性腎臓病(chronic kidney disease)

参考文献

1. Ueno R, Hatta T, Kawasaki Y, et al. Effect of an educational admission program for patients at the conservative phase of chronic kidney disease (CKD). *Nihon Jinzo Gakkai Shi.* 2013; 55: 956-965.　PMID: 23980481
2. Bayliss EA, Bhardwaja B, Ross C, et al. Multidisciplinary team care may slow the rate of decline in renal function. *Clin J Am Soc Nephrol.* 2011; 6: 704-710.　PMID: 21273376

塩分の味覚障害は教育入院でなおそう

減塩食を食べることで塩分感知の閾値が改善する

　CKD患者の多くに味覚障害があるとされる。味覚障害の中でも，塩分の味覚障害は，塩分制限を順守できない要因としても重要である。塩分の味覚障害がある人にいくら外来で減塩の話をしても，本人の意識と実際の塩分摂取量に乖離が生じており，減塩は困難となる。

　CKD患者は健常者と比較して，塩分を感知する閾値が高い(すなわち，塩味が分かりにくい)ことが知られている。また，塩分感知の閾値は加齢，亜鉛欠乏，塩分摂取などの影響を受ける。そして興味深いことに，この塩分感知の閾値は塩分制限で改善することが示されている[1]。わずか数日のCKD教育入院中に減塩食を食べることで塩分感知の閾値が改善し，退院後にも自宅で減塩の指示を守りやすくなる。塩分の味覚障害の改善の観点からも，CKD患者の教育入院は有意義であるといえる。

CKD：慢性腎臓病(chronic kidney disease)

参考文献

1. Kusaba T, Mori Y, Masami O, et al. Sodium restriction improves the gustatory threshold for salty taste in patients with chronic kidney disease. *Kidney Int*. 2009; 76: 638-643.　PMID: 19516246

CKD患者にもアクティブに身体を動かしてもらおう

適度な運動はCKD患者の生命予後・腎予後を改善する

　以前は「CKD患者は運動すると蛋白尿が増えて腎障害が悪化する」といわれ，なるべく安静を保つことが原則であった。しかし最近，CKD患者においても，特別な運動療法ではなく歩行のみといった身体活動を高めるものであっても，適度な運動は腎機能の低下を防ぎ，透析など腎代替療法への移行を遅らせること，そして死亡率も下げることが報告されている（図）[1,2]。

　こうしたことから，2016年4月より，糖尿病性腎症のCKDステージ4の患者に対し，運動療法を指導した場合に健康保険が適用されるようになった。つまり，年齢や身体機能を個別に考慮する必要はあるものの，CKD患者においては患者の体力や意欲に合わせて継続できる運動を選び，積極的に運動療法を行うことが推奨されている。

CKD：慢性腎臓病(chronic kidney disease)，ADL：日常生活動作(activity of daily living)

これまでの CKD 患者：運動制限

> 保存期 CKD 患者 → 腎機能を悪化させないために安静が治療の１つ
> CKD 透析患者　　 → 透析前後は疲労が出やすく，安静にしがち

・医療・透析技術の進歩，超高齢社会の到来（患者の超高齢化）
・運動療法のエビデンス蓄積

これからの CKD 患者：運動療法

> 保存期 CKD 患者 → ・運動療法では腎機能は悪化しない，むしろ改善する
> 　　　　　　　　　 ・透析移行を防止するための治療法の１つとして運動療法が必要
> 　　　　　　　　　 ・運動療法は心血管疾患の予防に有効
> 　　　　　　　　　 ・サルコペニア・フレイル・Protein-Energy Wasting（PEW）予防に有効
> CKD 透析患者　　 → ・運動療法では透析効率が改善する
> 　　　　　　　　　 ・ADL の改善，降圧薬・心不全治療費の減少のための治療法の１つとして
> 　　　　　　　　　　 運動療法が必要
> 　　　　　　　　　 ・運動療法は心血管疾患の予防に有効
> 　　　　　　　　　 ・サルコペニア・フレイル・Protein-Energy Wasting（PEW）予防に有効

図　CKD 患者における腎臓リハの考え方：運動制限から運動療法へ

上月正博。CKD におけるリハビリテーション。日内会誌。2016；105：1296-1302 より転載。

参考文献

1. Chen IR, Wang SM, Liang CC, et al. Association of walking with survival and RRT among patients with CKD stages 3-5. *Clin J Am Soc Nephrol*. 2014; 9: 1183-1189.　PMID: 24832096
2. 上月正博。CKD におけるリハビリテーション。日内会誌。2016；105：1296-1302.

全力疾走のあとは，
立ち止まって考えよう

SPRINT studyの結果をCKD患者にあてはめる際には
いくつかの注意が必要

SPRINTとは短距離の全力疾走を意味する言葉だが，2010年代を代表する高血圧の大規模研究の略称でもある[1]。この研究は収縮期血圧の降圧目標120 mmHgの群と140 mmHgの群を比較したものだが，心血管系イベント・心血管系死亡が120 mmHg群で早期から有意に低く，（名前のとおり）あっという間に「うれしい」打ち切りになったことでも知られている。

SPRINTの結果を受けて，2018年の米国循環器学会ガイドラインは，CKD患者の降圧目標を2012年の国際腎臓病ガイドラインKDIGOの140/90 mmHg（30 mg/gCr以上のアルブミン尿患者では130/80 mmHg）[2]から，アルブミン尿の有無にかかわらず130/80 mmHgに引き下げた[3]。では，そもそもSPRINTにはどのようなCKD患者が含まれ，どのような降圧効果と安全性がみられたのだろうか？

SPRINTは被験者の28.3%が「CKD患者」であったが，ここでいう患者群のeGFRは20〜59 mL/分/1.73 m^{2}で，その平均は約47 mL/分/1.73 m^{2}であった。つまり，eGFR 20未満のCKD患者は除外されていることになる。また，SPRINTは糖尿病患者と蛋白尿が1 g/日未満のCKD患者を除外している。そのため，その結論があてはまるCKD患者層は限られるかもしれない。

SPRINTの対象とした「CKD患者」についてのサブ解析[4]では，上記プライマリ・アウトカムでハザード比は0.85と低下していたものの，95%信頼区間は0.63〜1.05と1をまたいでいた。また，当然ながらアウトカムの中に腎機能低下の抑制は含まれておらず，120 mmHg群では30%以上のeGFR低下例が有意に高かった（50%以上のeGFR低下に有意差はなかった）。さらに，AKI・低K血症・高K血症も120 mmHg群で有意に高かった。

SPRINTが高血圧領域のランドマークスタディであることは論を待たない。しかし腎臓内科医としては，SPRINTが除外した重症CKD患者にまで結果を

適用すべきかに疑問が残る上，SPRINTが対象とした軽症CKD患者であっても，心血管系イベント抑制の利益と，eGFR低下や電解質異常といったリスクのバランスを取る必要を強調せずにはいられない[5]。近い将来発表されるであろう，新しいKDIGOガイドラインの降圧目標値がどうなるか，注目したい。

CKD：慢性腎臓病（chronic kidney disease），eGFR：推算糸球体濾過量（estimated glomerular filtration rate），AKI：急性腎障害（acute kidney injury）

参考文献

1. SPRINT Research Group, Wright JT Jr, Williamson JD, et al. A rondomized trial of intensive versus standard blood-pressure control. *N Engl J Med*. 2015; 373: 2103-2116.　PMID: 26551272
2. KDIGO. Blood Pressure in CKD: 2012 blood pressure guideline. https://kdigo.org/guidelines/blood-pressure-in-ckd/ （2019.8.26アクセス）
3. Whelton PK, Carey RM, Aronow WS, et al.　ACC/AHA/AAPA/ABC/ACPM/AGS/APhA/ASH/ASPC/NMA/PCNA guideline for the prevention, detection, evaluation, and management of high blood pressure in adults: executive summary: a report of the American College of Cardiology/American Heart Association Task Force on Clinical Practice Guidelines. *Hypertension*. 2018; 71: 1269-1324.　PMID: 29133354
4. Cheung AK, Rahman M, Reboussin DM, et al. Effects of intensive BP control in CKD. *J Am Soc Nephrol*. 2017; 28: 2812-2823.　PMID: 28642330
5. Chang AR and Appel LJ. Target blood pressure for cardiovascular disease prevention in patients with CKD. *Clin J Am Soc Nephrol*. 2018; 13: 1572-1574.　PMID: 29798888

慢性腎臓病

体液量の評価は，体重（キログラム）から

さまざまな評価方法が提案されているが，体重計が引き続き重要なことに変わりはない

　CKD外来における患者の体液量評価には，主に「キログラム」，すなわち体重が用いられる。肺の聴診や浮腫の触診などももちろん行うが，体重のほうが客観的な数字として評価できる点が優れている。しかし，体重と体液量は完全に同じではないので，筋肉・脂肪などの増減を考慮して評価しなければならないなどの限界もある。ほかによく用いられる検査には，胸部X線での心胸比（血液透析で心血管系死亡・総死亡との相関を示した研究[1]がある），エコーでの下大静脈径などがある（こちらも血液透析患者でしばしば試みられる[2]）。

　さらに近年は，腹部エコーによる肝硬度（LSM。心不全患者で調べられた研究[3]がある），バイオインピーダンス法（血液透析患者のデータが多いが，CKD患者で行った研究[4]も参照），Naの安定同位体である^{23}Naに着目してMRIで皮膚Na濃度を測定する方法（CKDで左室筋肉量との相関を示した研究[5]がある）などまでみられるようになった。

　こうした新しい技術が実用されるのは素晴らしいことだ。しかし，検査はあくまでも検査前確率を検査後確率にするものであり，簡便に測定できる「キログラム」を置き換えるまでには至らない。たとえその定義が2019年から変わっても（パリの国際度量衡局の地下に保管されたイリジウム・プラチナ合金の基準器だったのが，Kibble天秤を用いて電磁気的に得られる値になる），診察室から体重計が消えることはないだろう。

CKD：慢性腎臓病（chronic kidney disease），LSM：肝硬度（liver stiffness measurement）

参考文献

1. Yotsueda R, Taniguchi M, Tanaka S, et al. Cardiothoracic ratio and all-cause mortality and cardiovascular disease events in hemodialysis patients: the Q-cohort study. *Am J Kidney Dis.* 2017; 70: 84-92. PMID: 28196648

2. Brennan JM, Ronan A, Goonewardena S, et al. Handcarried ultrasound measurement of the

inferior vena cava for assessment of intravascular volume status in the outpatient hemodialysis clinic. *Clin J Am Soc Nephrol.* 2006; 1: 749-753.　PMID: 17699282

3. Hopper I, Kemp W, Porapakkham P, et al. Impact of heart failure and changes to volume status on liver stiffness: non-invasive assessment using transient elastography. *Eur J Heart Fail.* 2012; 14: 621-627.　PMID: 22523374

4. Bansal N, Zelnick LR, Himmelfarb J, et al. Bioelectrical impedance analysis measures and clinical outcomes in CKD. *Am J Kidney Dis.* 2018; 72: 662-672.　PMID: 29885923

5. Schneider MP, Raff U, Kopp C, et al. Skin sodium concentration correlates with left ventricular hypertrophy in CKD. *J Am Soc Nephrol.* 2017; 28: 1867-1876.　PMID: 28154199

98

透析を遅らせるサプリ？

再び注目される超低蛋白食＋KA/EAAサプリメントだが，低栄養に注意が必要

"MDRD"といえばeGFRの計算式を思い出すかもしれないが，これは実は低蛋白食のeGFR低下率への効果を調べたModification of Diet in Renal Diseaseという大規模研究の略称である[1]。MDRD-AはeGFR 25〜55 mL/分/1.73 m²のCKD患者で低蛋白食（0.6 g/kg/日）群と通常食群を比較し，MDRD-Bは13〜24 mL/分/1.73 m²のCKD患者で超低蛋白食（0.3 g/kg/日）＋ケトアナログ/必須アミノ酸（KA/EAA）群と低蛋白食群を比較した。KA/EAAとは，超低蛋白食だけで蛋白異化が亢進してしまうのを防ぐため補充されるサプリメントであり，ケトアナログとはアミノ酸からアミノ基($-NH_2$)を除いたもので，体内の窒素が尿毒素になるのを防いだり，アミノ酸分解を防いで蛋白同化を促進する作用がある。

MDRDではA，BともにeGFR低下と末期腎不全への進行率に有意差はなかった。これを受けて，米国では蛋白制限が積極的には推奨されなくなり，むしろ極端な蛋白制限によるPEW（protein energy wasting）など低栄養の害が心配されるようになった。しかし近年，KA/EAAサプリメントと超低蛋白食を再検討する試験がいくつか出た。その1つ，ステージ4以上の非糖尿病CKD患者を対象にしたルーマニアの研究では，低蛋白食群と比べ，末期腎不全と総死亡をあわせたアウトカムの発生が有意に低かった[2]。なお，実はMDRDも，MDRD-Aでは開始4ヶ月以降から低蛋白食群でわずかにeGFR低下率が緩徐になり，MDRD-Bでも数字上は超低蛋白食群でeGFR低下率が緩徐だった。

現時点では，KA/EAAサプリメントは透析医療が充実していない国で販売されており，保存期をできるだけ延ばすという切実なニーズに応えているようだ[3]。しかし，栄養を維持しながら透析を開始させることが一般的な先進国にも「できるだけ透析導入を遅らせたい」というニーズはあり，2017年には先進国である台湾からもKA/EAAサプリメントに関する研究結果が報告されている[4]。今後は日本でもこうした治療選択肢が提示される可能性はあるが，フレ

194

イル，PEW などの問題もあるため，その使用には慎重になる必要があるだろう。

PEW：protein energy wasting

参考文献

1. Klahr S, Levey AS, Beck GJ, et al. The effects of dietary protein restriction and blood-pressure control on the progression of chronic renal disease. Modification of Diet in Renal Disease Study Group. *N Engl J Med*. 1994; 330: 877-884.　PMID: 8114857
2. Garneata L, Stancu A, Dragomir D, et al. Ketoanalogue-supplemented vegetarian very low-protein diet and CKD progression. *J Am Soc Nephrol*. 2016; 27: 2164-2176.　PMID: 26823552
3. Shah AP, Kalantar-Zadeh K, Kopple JD. Is there a role for ketoacid supplements in the management of CKD?. *Am J Kidney Dis*. 2015; 65: 659-673.　PMID: 25682182
4. Wu CH, Yang YW, Hung SC, et al. Ketoanalogues supplementation decreases dialysis and mortality risk in patients with anemic advanced chronic kidney disease. *PLoS One*. 2017; 12: e0176847.　PMID: 28475591

慢性腎臓病

ネコには小判より
赤ワインをあげましょう？

TMAOをはじめとした赤身肉の代謝産物は，動脈硬化や腎障害の進行に関与している可能性がある

　ネコに腎臓病が多いことはよく知られているが，最も多い病理像は尿細管と間質の慢性的な線維化だ[1]。その原因は不明だが，動物園で飼育されているライオンなどのネコ科肉食動物も腎病変が多く認められる[2]ことから，食餌中の成分，中でもTMAOの関与が推察されている。TMAOは赤身肉を腸内細菌が分解してできるトリメチルアミン（TMA）が，肝臓のフラビン含有モノオキシゲナーゼにより酸化されたものだが，その濃度は動脈硬化や心血管系疾患のリスクと相関する[3,4]。

　腎臓領域でも，TMAOの影響とは断言できないものの，赤身肉の摂取量が（野菜摂取量などの影響を除いても）末期腎不全への進展リスクに有意に相関しているという，中国系シンガポール人を対象とした研究[5]が出て注目を集めた。しかし台湾の尼僧群（宗教上の理由から菜食主義である）と一般女性群でeGFRに差はみられなかった[6]など，統一した見解は得られていない。

　血液透析患者でも同様で，白人に限りHEMO studyで血中TMAO濃度と心血管系イベントに相関がみられた[7]一方，EVOLVE studyの患者群では相関がみられなかった[8]。これは，血液透析患者ではTMAO濃度が健常者の$2\,\mu mol/L$に比べて桁違いに高いためではないか（K濃度が10 mEq/Lでも12 mEq/Lでも差がでないようなもの）とも推察されている[9]。

　それでも，今後研究が進めば腸内細菌叢の改善を通じた治療が開発されるかもしれない。例えば赤ワインやバルサミコ酢に豊富に含まれる3,3-ジメチル-1-ブタノールは，腸内細菌叢の構成を変化させてTMAO産生を抑制し，動脈硬化を抑制したことがマウスモデルで示された[10]。

　健康のため「赤ワインでネコと乾杯！」も結構だが，その場合，胃弱な教師の家でビールに酔って溺死した『某・猫』の轍を踏まないよう注意が必要だ。

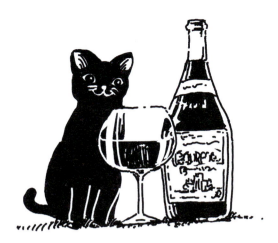

TMAO：トリメチルアミン-N-オキシド（trimethylamine N-oxide），eGFR：推算糸球体濾過量（estimated glomerular filtration rate）

参考文献

1. Brown CA, Elliott J, Schmiedt CW, et al. Chronic kidney disease in aged cats: clinical features, morphology, and proposed pathogeneses. *Vet Pathol*. 2016; 53: 309-326.　PMID: 26869151
2. Junginger J, Hansmann F, Herder V, et al. Pathology in captive wild felids at German zoological gardens. *PLoS One*. 2015; 10: e0130573.　PMID: 26086731
3. Wang Z, Klipfell E, Bennett BJ, et al. Gut flora metabolism of phosphatidylcholine promotes cardiovascular disease. *Nature*. 2011; 472: 57-63.　PMID: 21475195
4. Tang WH, Wang Z, Levison BS, et al. Intestinal microbial metabolism of phosphatidylcholine and cardiovascular risk. *N Engl J Med*. 2013; 368: 1575-1584.　PMID: 23614584
5. Lew QJ, Jafar TH, Koh HW, et al. Red meat intake and risk of ESRD. *J Am Soc Nephrol*. 2017; 28: 304-312.　PMID: 27416946
6. Lin CK, Lin DJ, Yen CH, et al. Comparison of renal function and other health outcomes in vegetarians versus omnivores in Taiwan. *J Health Popul Nutr*. 2010; 28: 470-475.　PMID: 20941898
7. Shafi T, Powe NR, Meyer TW, et al. Trimethylamine N-oxide and cardiovascular events in hemodialysis patients. *J Am Soc Nephrol*. 2017; 28: 321-331.　PMID: 27436853
8. Stubbs JR, Stedman MR, Liu S, et al. Trimethylamine N-oxide and cardiovascular outcomes in patients with end-stage kidney disease receiving maintenance hemodialysis. *Clin J Am Soc Nephrol*. 2019; 14: 261-267.　PMID: 30665924
9. Flythe JE, Hostetter TH. Assessing clinical relevance of uremic toxins. *Clin J Am Soc Nephrol*. 2019; 14: 182-183.　PMID: 30665925
10. Wang Z, Roberts AB, Buffa JA, et al. Non-lethal inhibition of gut microbial trimethylamine production for the treatment of atherosclerosis. *Cell*. 2015; 163: 1585-1595.　PMID: 26687352

100 リン（P）は第2の コレステロールなのか？

相関はあるが，RCTでの予後の改善は示されていない

　動脈硬化（arteriosclerosis）といえば粥状動脈硬化が代表的であり，それに関わる「コレステロール」「血液サラサラ」などの言葉は一般にもよく知られている。コレステロール降下治療の効果も確立し，IMPROVE-IT[1]をはじめとする大規模研究の結果を受けて，LDLコレステロールの目標値はどんどん下げられている（2017年のAACE/ACEガイドラインは，ついに最高リスク群のLDL目標値を55 mg/dL未満に設定した[2]）。

　一方，動脈が硬化するもう1つの原因である異所性石灰化は，病理学者ルドルフ・ウィルヒョウ（Rudolf Ludwig Karl Virchow, 1821〜1902）が1855年に"*kalk-metastasen*"として記載する[3]など歴史は古いものの，それに関わる「リン（P）」は，医療職の間でさえ身近な存在とは言い難い。しかし，血清P値の上昇が心血管系イベントと相関することはCKD患者だけでなく，非CKD患者でも示されている（文献4, 5のほか多数）。また，血管での平滑筋細胞の形質変化（石灰化を抑制するマトリクスGla蛋白発現の低下，骨芽細胞様のCbfa-1発現の亢進など[6]），リン利尿ホルモンFGF23による心肥大[7]など，そのメカニズムも解明されつつある。

　こうしたことから，「コレステロールの次はリンか？」という論調も存在する[8]。しかしP値の降下が心血管系イベントを抑制したという報告はいまだなく，実はCKDガイドラインの推奨さえも上記のような疫学の相関と推定される機序に基づいているのが実情だ。IMPROVE-CKD studyがオーストラリア，ニュージーランド，マレーシアでCKDのステージ3b〜4患者約400人を対象に行われており[9]，ランタン酸によるP値の降下による左室重量や大動脈石灰化への効果を検証中だ。

　P値を下げる意義が確立されれば，当初はコレスチラミンのような吸着薬しかなかったコレステロール治療が，HMG-CoA還元酵素阻害薬（スタチン），PCSK9阻害薬と進化したように，P治療も吸着薬以外の治療に発展していくか

もしれない。ただしPの場合，低P血症は心筋収縮低下・呼吸筋不全・横紋筋融解などの有害事象を引き起こすので，「下げれば下げるほどよい」とはならないだろう。

CKD：慢性腎臓病(chronic kidney disease)，Cbfa-1：core-binding factor α subunit 1，FGF23：線維芽細胞増殖因子23（fibroblast growth factor 23），HMG-CoA：ヒドロキシメチルグルタリルCoA（hydroxymethylglutaryl-CoA），PCSK9：プロタンパク質転換酵素サブチリシン/ケキシン9型(proprotein convertase subtilisin/kexin type 9)

参考文献

1. Cannon CP, Blazing MA, Giugliano RP, et al. Ezetimibe added to statin therapy after acute coronary syndromes. *N Engl J Med*. 2015; 372: 2387-2397. PMID: 26039521
2. Jellinger PS, Handelsman Y, Rosenblit PD, et al. American association of clinical endocrinologists and American college of endocrinology guidelines for management of dyslipidemia and prevention of cardiovascular disease. *Endocr Pract*. 2017; 23: 1-87. PMID: 28437620
3. Virchow R. Kalkmetastasen. *VIrchos Arch Pathol Anat*, 1855: 103-113.
4. Kestenbaum B, Sampson JN, Rudser KD, et al. Serum phosphate levels and mortality risk among people with chronic kidney disease. *J Am Soc Nephrol*. 2005; 16: 520-528. PMID: 15615819
5. Tonelli M, Sacks F, Pfeffer M, et al. Relation between serum phosphate level and cardiovascular event rate in people with coronary disease. *Circulation*. 2005; 25: 2627-2633. PMID: 16246962
6. Jono S, McKee MD, Murry CE, et al. Phosphate regulation of vascular smooth muscle cell calcification. *Circ Res*. 2000; 87: e10-e17. PMID: 11009570
7. Faul C, Amaral AP, Oskouei B, et al. FGF23 induces left ventricular hypertrophy. *J Clin Invest*. 2011; 121: 4393-4408. PMID: 21985788
8. Ellam TJ, Chico TJ. Phosphate: the new cholesterol? The role of the phosphate axis in non-uremic vascular disease. *Atherosclerosis*. 2012; 220: 310-318. PMID: 21962238
9. Lioufas N, Toussaint ND, Pefdagogos E, et al. Can we IMPROVE cardiovascular outcomes through phosphate lowering in CKD? Rationale and protocol for the IMpact of Phosphate Reduction On Vascular End-points in Chronic Kidney Disease（IMPROVE-CKD）study. *BMJ Open*. 2019; 9: e024382. PMID: 30796122

慢性腎臓病

賢者の石，リン

さまざまな食品にこっそり添加されており，
探し出すには工夫と多職腫の協力が不可欠

　英国作家J・K・ローリング（J. K. Rowling, 1965〜）の代表作，ハリーポッターシリーズでもお馴染みの「賢者の石」とは，本来は非金属を黄金に変える触媒を意味する錬金術の用語だ。そして1669年，ドイツの錬金術師ヘニッヒ・ブラント（Hennig Brand, 1630頃〜1692）もまた，ご他聞にもれずこの賢者の石を求め，バケツ60杯分の尿を煮詰めていた。ところが，みつかったのは石ではなく，暗闇で薄緑に妖しく光り自然発火する物質だった。彼はこの物質を*"phosphorus mirabilis"*（ギリシャ語で「素晴らしい光を帯びた者」の意）と名づけた[1]。無論，リンのことである。

　一口に「リン」といっても白リン，黄リンなどさまざまあるが，腎臓内科で問題になるのは有機リン酸と無機リン酸だ。まず無機リン酸とはHPO_4^{2-}や$H_2PO_4^-$のことで，血液検査の項目に"IP（inorganic phosphate）"と表示されているように，臨床では無機リン酸イオンの濃度をみる。無機リン酸は緩衝域がpH 7程度（pK 7.2）であり，食品のpHを調整し保存期間を延ばすのにも都合がよいため，加工食品などに添加されている。それに対して有機リン酸は，乳製品など動物由来のものと，ナッツなど植物由来のものに分けられる。

　無機リン酸と有機リン酸は体内への吸収率が異なり，無機リン酸の大部分（90%以上）が腸管から吸収されるのに対し[2]，有機リン酸の吸収率はまちまちだ（40〜60%程度，ただし植物由来であるフィチン酸などは腸管を通過し，吸収されない）[3]。そのためリンを制限する場合には「どのリン酸か」を意識する必要があり，中でも無機リン酸は添加物として摂取してしまうことがあるので注意が必要だ（食品メーカー側にも，量を表示する義務はない）。

　冒頭のファンタジー小説において，「賢者の石」は「みぞの鏡」によって，石を「使いたい者」にではなく「みつけたい者」の手に入るよう仕組まれていた[4]。無機リン酸も，みつけたい者がみつけて，その摂取を避けられるような仕組みを確立することが望まれる。しかし，食品の栄養成分表示を変更するなどの法整

備には時間がかかると思われ，それまでは栄養師を中心としたチームで「この食品にはどんなリンが入っているの？」と地道に取り組んでいくしかない。

参考文献

1. Weeks ME. The discovery of the elements.II. Elements known to the alchemists. *J. Chem. Educ.* 1932; 91: 11-21. DOI: 10.1021/ed009p112.
2. Kalantar-Zadeh K, Gutekunst L, Mehrotra R, et al. Understanding sources of dietary phosphorus in the treatment of patients with chronic kidney disease. *Clin J Am Soc Nephrol.* 2010; 5: 519-530. PMID: 20093346
3. Bump M. Organic phosphorus versus inorganic phosphorus: empowering adult kidney patients with nutrition education. *J Ren Nutr.* 2016; 26: e31-e33. PMID: 27545870
4. J.K. ローリング（著），松岡佑子（訳）。『ハリー・ポッターと賢者の石』（1999） 静山社。

慢性腎臓病

下げるか，下げないか，それが問題？

CKD外来の「あるある」なジレンマ，無症候性の高尿酸血症

"*To be, or not to be, that is the question*"といえばシェイクスピア作品で最も有名な台詞のひとつ（『ハムレット』第3幕第1場）であり，現代では生きる苦しみと死ぬ苦しみという究極の選択に対する苦悩と解釈されるのが一般的だ。転じて医療現場では，検査や治療の適応を議論する際にこの表現が用いられることがある。例えばCKD治療における無症候性の（すなわち結石や痛風のない）高尿酸血症を治療すべきどうかはその好例だ。

腎障害が進行すると尿酸排泄が低下することから，両者はながらく因果関係ではなく相関関係にあると考えられてきた。そのため，無症候性の高尿酸血症の治療は推奨しないという考え方が一方にある。他方，治療を推奨する考え方もある。その根拠は，高尿酸血症そのものが内皮障害などを介して高血圧，ひいては腎障害を起こしているというもので，それを示唆する研究データも蓄積しつつある。

しかし，尿酸値を下げて腎障害の進行が抑制されたというデータはまだ少ない。小規模研究ではアロプリノール，フェブキソスタットいずれの投与によっても進行の抑制が示された[1,2]が，大規模研究では前者によるオーストラリア・ニュージーランドのCKD-FIX studyが結果待ちで（2019年7月現在），後者による日本のFEATHER study[3]では有意差がなかった。日本のガイドラインは「8.0 mg/dL以上で薬物療法を考慮する」とある[4]がエビデンスレベルは強くなく，国際ガイドラインは「推奨/非推奨に関しては，いずれの根拠も不十分」としている[5]。

ハムレットは冒頭の台詞の最後に，死ぬ苦しみが生きる苦しみに勝ると結論する。しかしご存知のとおり，そこから世界で最も有名なドラマが始まる。CKDにおける無症候性の高尿酸血症も，決定的な根拠が出るまでは，まだまだ臨床現場で議論やドラマが続くだろう。

CKD：慢性腎臓病（chronic kidney disease）

参考文献

1. Goicoechea M, de Vinuesa SG, Verdalles U, et al. Effect of allopurinol in chronic kidney disease progression and cardiovascular risk. *Clin J Am Soc Nephrol*. 2010; 5: 1388-1393.　PMID: 20538833

2. Sircar D, Chatterjee S, Waikhom R, et al. Efficacy of Febuxostat for Slowing the GFR Decline in Patients With CKD and Asymptomatic Hyperuricemia: A 6-Month, Double-Blind, Randomized, Placebo-Controlled Trial. *Am J Kidney Dis*. 2015; 66: 945-950.　PMID: 26233732

3. Kimura K, Hosoya T, Uchida S, et al. Febuxostat Therapy for Patients With Stage 3 CKD and Asymptomatic Hyperuricemia: A Randomized Trial. *Am J Kidney Dis*. 2018; 72: 798-810. PMID: 30177485

4. 公共財団法人　日本医療機能評価機構『高尿酸血症・痛風の治療ガイドライン　第2版』第3章　高尿酸血症・痛風の治療（2010）メディカルレビュー社。
https://minds.jcqhc.or.jp/n/med/4/med0052/G0000210/0025（2019.07.19アクセス）

5. Kidney Disease: Improving Global Outcomes（KDIGO）. KDIGO 2012 clinical practice guideline for the evaluation and management of chronic kidney disease. *Kidney Int Suppl*. 2013; 3: 1-150.　PMCID：PMC4089632

慢性腎臓病

Mgは大切な孤児

血中Mg濃度と腎予後・心予後は相関する

「どの電解質が一番好きですか？」と尋ねられた腎臓内科医は「どの生徒が一番好きですか？」と聞かれた教師と同じくらい困るだろう。それぞれに個性のある電解質だが，筆者が「どうしても選べ」と言われたなら，マグネシウム（Mg）と答えるだろう。なぜなら，Mgに孤児だからだ。

電解質には保護者，つまり支配する内分泌系をもつものが多い。例えばNaやKにはADHやRAA系があり，Caには副甲状腺ホルモンなどがある。これらの内分泌系はMg代謝にも関与しているのだが，それが分かるまでMgは保護者をもたない「孤児イオン」と呼ばれていた[1]。

しかし，ジョン・レノンやノーマ・ジーン（芸名：マリリン・モンロー）のように，孤児と呼ばれたMgもまたスポットライトを浴びる機会が増えてきた。CKD領域では，Mg濃度が低く（2.1 mg/dL以下）高リン血症のCKD群と，Mg濃度が高く（2.1 mg/dL以上）高リン血症のCKD群では，後者のほうが末期腎不全になりにくいという研究が2015年に日本から発表された[2]。もちろん，これだけでは相関しかいえない。Mgを多く含むナッツ，藻類，豆類などを摂取する患者は，それらと一緒に野菜などを多く摂取している可能性もある。つまり，交絡因子としてKやアルカリなどがあるかもしれないということだ。

とはいえ，上記の研究のほかにも，非CKD患者[3]，血液透析患者[4]などを対象としたさまざまなコホートでMg濃度と心血管系イベント・死亡率との相関が示されている。その仕組みとして，Mgによる血管石灰化の抑制，炎症の抑制，心筋収縮や平滑筋収縮の抑制（主にCaとの競合による）などが想定されている。

これらをうけて，将来的に「Mg投与によって心血管系イベントや末期腎不全への進展が抑えられるか」を検証する大規模研究が組まれる可能性は十分にある。ただし，研修病院などで繰り返し唱えられる「腎臓の悪い患者にはMg製剤を避ける」という原則は引き続き有効なので，漫然とした酸化マグネシウ

ム投与などによる医原性の高Mg血症は避けなければならない。

ADH：抗利尿ホルモン（antidiuretic hormone），RAA：レニン-アンジオテンシン-アルドステロン（renin-angiotensin-aldosterone），CKD：慢性腎臓病（chronic kidney disease）

参考文献

1. Yee J. Magnesium: an important orphan. *Adv Chronic Kidney Dis*. 2018; 25: 217-221. PMID: 29793658
2. Sakaguchi Y, Iwatani H, Hamano T, et al. Magnesium modifies the association between serum phosphate and the risk of progression to end-stage kidney disease in patients with non-diabetic chronic kidney disease. *Kidney Int*. 2015; 88: 833-842. PMID: 26061542
3. Kieboom BC, Niemeijer MN, Leening MJ, et al. Serum magnesium and the risk of death from coronary heart disease and sudden cardiac death. *J Am Heart Assoc*. 2016; 5: e002707. PMID: 26802105
4. Lacson E Jr, Wang W, Ma L, et al. Serum magnesium and mortality in hemodialysis patients in the United States: a cohort study. *Am J Kidney Dis*. 2015; 66: 1056-1066. PMID: 26190226

慢性腎臓病

尿路結石はできたら壊せばいい，というスタンスではいけない

尿路結石もCKDのリスク因子である

　尿路結石は日本では泌尿器科医の守備範囲であるが，米国ではその破砕はともかく，その予防，特に2次予防は腎臓内科医の役割である。実際，米国の腎臓内科医の研修には"Stone Clinic"という「結石予防外来」の研修が設定されている。Stone Clinicに不可欠なのが，蓄尿データを詳細に分析するLithoLink®などの外注の検査である。ちなみに，尿路結石は骨粗鬆症とも関連があり，それが理由というわけではないが骨粗鬆症外来も腎臓内科医の役割である（両者をあわせて"Bones and Stones Clinic"と韻を踏んで呼称される）。

　尿路結石はCKDのリスク因子である[1]。そしてこの尿路結石は，食事の欧米化，メタボリック症候群の増加に伴い，日本でも増えてきている。尿路結石は無治療だと10年間で約50%の患者に再発するとされており，この極めて高い再発率が問題となっている（図）[2]。

　かつては「結石ができたとしてもESWLで壊せるわけだから，2次予防にはあまり力を入れなくてもよい」という考え方もあった。しかし，ESWLはCKDや高血圧の発症との関連も報告されており，腎臓内科医にとって尿路結石の2次予防は重要である[3]。

CKD：慢性腎臓病（chronic kidney disease），ESWL：体外衝撃波結石砕破術（extracorporeal shock wave lithotripsy）

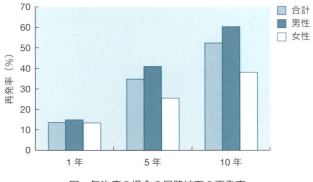

図　無治療の場合の尿路結石の再発率

参考文献

1. Rule AD, Krambeck AE, Lieske JC. Chronic kidney disease in kidney stone formers. *Clin J Am Soc Nephrol*. 2011; 6: 2069-2075.　PMID: 21784825
2. Uribarri J, Oh MS, Carroll HJ. The first kidney stone. *Ann Intern Med*. 1989; 111: 1006-1009. PMID: 2688503
3. Lu YM, Chien TM, Chou YH, et al. Is extracorporeal shock wave lithotripsy really safe in long-term follow-up? a nationwide retrospective 6-year age-matched non-randomized study. *Urol Int*. 2017; 98: 397-402.　PMID: 27732982

105 「水の神話（water myth）」は正しいか？

適切な飲水量は腎機能や不感蒸泄量により異なる

　外来患者によく聞かれる質問の1つに「1日にどれくらい水を飲んだらいいですか」というものがある。欧米では1杯8オンスの水を8杯飲まないといけない（"8 by 8 rule", 8オンスは約192 mL）という神話があり，"water myth"と呼ばれる。日本でもこれと同様に「1日2 Lの水を飲まないといけない」と思っている患者も少なくない。こうしたアドバイスは覚えやすく，健常者であれば多くの場合は問題にはならない。しかし，すべての人にこれがあてはまるかといえば，答えはノーである。

　例えば，尿路結石患者には「1日2 L以上の水を飲み，1日2 L以上の尿を出してください」と指導する。蓄尿しない限り，尿量を患者が正確に知ることは難しいが，大事なのは飲水量よりも尿量であることを強調する必要がある。これは，飲水量＝尿量ではないからである。たとえ2 Lの飲水をしていても，サウナに入ったり炎天下にいたりすれば（不感蒸泄から）尿量ははるかに少なくなり，2 L以上の尿を出すのにもっと多い水分が必要になり，結石予防の観点から不適切となる。

　また，適切な飲水量は腎機能により異なる可能性がある。eGFRが60 mL/分以上では1日尿量3 L以上の人が最も腎機能低下のリスクが低く，積極的な水分摂取が腎機能維持に有効であったと報告されている[1]。その一方で，eGFRが25〜55 mL/分では1日尿量2.85 L以上の人が最も腎機能低下のリスクが高く，積極的な水分摂取がむしろ腎機能を悪化させる可能性もあると報告されている[2]。

　水の神話の結論はまだ決着がついていないが，飲水量だけでなく尿量を気にするようにしたい。

eGFR：推算糸球体濾過量（estimated glomerular filtration rate）

参考文献

1. Clark WF, Sontrop JM, Macnab JJ, et al. Urine volume and change in estimated GFR in a community-based cohort study. *Clin J Am Soc Nephrol*. 2011; 6: 2634-2641. PMID: 21885793
2. Hebert LA, Greene T, Levey A, et al. High urine volume and low urine osmolality are risk factors for faster progression of renal disease. *Am J Kidney Dis*. 2003; 41: 962-971. PMID: 12722030

106

減塩は高血圧患者のためのみならず

減塩は高血圧だけでなくカルシウム結石の予防にも重要である

　減塩は高血圧患者に対する食事指導（p254，「あなたは減塩，賛成派？」および p256，「あなたは減塩，反対派？」も参照）だが，血圧改善以外の効果もある。尿中のCa排泄量は尿中Na排泄量と相関することが知られている（図）。そして低塩食の摂取により尿中Ca排泄量が低下することがRCTにより報告されている[1]。

　低塩食が尿中Ca排泄量を低下させる機序は完全には解明されてはいない。1つの機序として，遠位尿細管においてはNaとCaの再吸収が競合しているため，減塩により遠位尿細管へ到達する尿中のNaが減少し，かわりに尿中のCaが再吸収されると考えられている。減塩は尿中Ca排泄量を低下させ，高Ca尿症を改善し，「カルシウム結石の予防」に重要である。

　高Ca尿症は300 mg/日以上（男性）と定義されるが，通常は150 mg/日程度である。注意すべきことは300 mg/日未満の「正常値」なら良いわけではなく，尿中排泄量が200 mg/日以上では正常範囲内であっても確実に結石のリスクが高くなっていることである。高Ca尿症では減塩は必須の治療介入である。

RCT：ランダム化比較試験（randomized controlled trial）

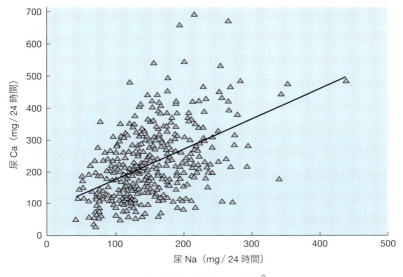

図 尿Caと尿Naの相関[2]

参考文献

1. Nouvenne A, Meschi T, Prati B, et al. Effects of a low-salt diet on idiopathic hypercalciuria in calcium-oxalate stone formers: a 3-mo randomized controlled trial. *Am J Clin Nutr*. 2010; 91: 565-570.　PMID: 20042524
2. Ticinesi A, Nouvenne A, Maalouf NM, et al. Salt and nephrolithiasis. *Nephrol Dial Transplant*. 2016; 31: 39-45.　PMID: 25031016

尿酸結石を再発させてはいけない

尿酸結石の予防には尿pHが最も重要である

　尿路結石のうち多いものを順に並べると，シュウ酸カルシウム結石，リン酸カルシウム結石，尿酸結石となる。トップ3に入っているものの，尿酸結石の頻度は決して高くはない。しかし，この尿酸結石は結石の中で最も予防・治療しやすい結石の1つであるため，結石解析の結果が尿酸結石であれば「ラッキー」である。

　尿酸結石の原因としては，低尿量，高尿酸尿症，尿pH低値の3つがポイントとなるが，中でも尿pHが最も重要である。低下している尿pHをわずかに上げるだけで，尿酸結石の溶解度が飛躍的に高まる。具体的には，尿pH6.5〜7.0を目標に，クエン酸カリウム，クエン酸ナトリウム水和物（ウラリット）により尿pHをアルカリ化する。この尿pHのアルカリ化は，尿酸結石の2次予防だけでなく，すでに存在する尿酸結石の消失効果も期待できる。尿酸結石は適切な治療により消失が期待できる数少ない結石である。

　尿中の尿酸はまた，カルシウム結石の核となり，カルシウム結石の形成初期に関与している[1]。カルシウム結石は尿酸結石と異なり治療に難渋することが多いが，尿pHの早期是正はカルシウム結石の予防にもつながる。すべての結石の予防に共通することだが，2〜2.5 L以上の尿量をしっかりと確保することは必須である。

参考文献

1. Grases F, Sanchis P, Perelló J, et al. Role of uric acid in different types of calcium oxalate renal calculi. *Int J Urol*. 2006; 13: 252-256.　PMID: 16643619

Part 6

腎代替療法

RRT離脱の目安は「意味のある」尿

尿量のほかに，血清Cr値の推移が
その「意味」の有無の目安となる

　AKI患者において，RRTから離脱可能かを判断するのは簡単ではないが，まずは適切な尿量があることが必要条件となる。RRT離脱後に7日間以上RRTを必要としなかった症例を「離脱成功」と定義した場合，RRTからの離脱可能性の予測因子として尿量が最も有用であると報告されている〔なお，カットオフ値は利尿薬投与時で2,330 mL/日（約100 mL/時），利尿薬非投与時で436 mL/日（約20 mL/時）であった〕[1]。

　しかし，尿量が十分あっても，溶質除去がされていない「意味のない尿」ではRRTを離脱することはできない。RRTの離脱には「意味のある尿」が必要であり，尿量のほかに，血清Cr値の推移がその「意味の有無」の1つの目安となる。より正確には24時間蓄尿でCCrを測定する。

　筋肉組織において産生され血中に放出されるCrは腎臓から排泄されているが，RRT施行時にはRRTによっても除去される。つまり，この産生と排泄・除去のバランスが血清Cr値を決めている。AKI患者において，RRTを施行していないのに血清Cr値が低下する場合は，腎機能が回復していることが示唆される。間欠的血液透析施行下では，血清Cr値が血液透析終了後より上昇しなくなったとき，また，CRRT施行下でそれまで一定であった血清Crが低下し始めたときには，腎機能が回復し始めたことが見込まれる。

AKI：急性腎障害（acute kidney injury），RRT：腎代替療法（renal replacement therapy），CCr：クレアチニンクリアランス（creatinine clearance），CRRT：持続的腎代替療法（continuous renal replacement therapy）

参考文献

1. Uchino S, Bellomo R, Morimatsu E, et al. Discontinuation of continuous renal replacement therapy: A post hoc analysis of a prospective multicenter observational study. *Crit Care Med.* 2009; 37: 2576-2582. PMID: 19623048

109

AIUEO ＋妊娠

末期腎不全患者が妊娠したら透析を始めよう

　CKD患者に対する透析開始の適応基準として，"AIUEO"〔A：acidosis（高度の代謝性アシドーシス），I：intoxication（中毒），U：uremia（尿毒症），E：electrolyte（電解質異常），O：overload（溢水）〕がある。この基準に加えて，頻度は低いが末期腎不全患者が妊娠した場合も，透析療法を開始することが一般的には推奨される。頻度が低い理由として，そもそも末期腎不全患者は妊孕性が低下するということがある。さらに，CKD患者は，妊娠による母体および胎児への影響を考え，妊娠を避けるよう一般的には指導されている。

　そのような中，CKD患者が妊娠し，妊娠の継続を希望した場合どうするべきか。子宮内発育遅延や妊娠高血圧腎症のリスクを減らし，母体と胎児の予後をよくするためには，早期に透析を開始するのがよいとされる。BUNを40〜50 mg/dL以下に保つよう，頻回に透析をすることが推奨されている[1]。維持透析患者が妊娠した場合も同様である。

CKD：慢性腎臓病（chronic kidney disease），BUN：血液尿素窒素（blood urea nitrogen）

参考文献

1. Hladunewich M, Hercz AE, Keunen J, et al. Pregnancy in end stage renal disease. *Semin Dial.* 2011; 24: 634-639.　PMID: 22122666

腎代替療法

215

アシドーシスより怖いアルカローシス

透析によるアシドーシスの補正時は，アルカローシスなどの害にも注意が必要

　緊急透析の適応の1つに挙げられているアシドーシス。透析で身体にたまった酸（有機酸や薬物など）そのものを除去できればいいが，透析性が悪く除去が困難なことも多い（p223，「抜けるかどうか，抜け目なく確認！」も参照）。そこで，透析では酸を中和すべくアルカリを大量に透析液から血中に送り，アシドーシスを緩衝している。しかし「過ぎたるはなんとやら」で，生理的でない量のアルカリを加えると，問題も起こる。

　1つめは酢酸イオン（CH_3COO^-）だ。透析液中のアルカリとして，以前はCH_3COO^-が多く用いられていた。これは肝臓でHCO_3^-に代謝されるはずなのだが，代謝機能が低下した患者では酢酸イオンが残留してしまい，その末梢血管拡張作用による低血圧や心筋抑制などの副作用が問題となった。現在では透析液の酢酸濃度の低いものが主流だが，「無酢酸透析液」でない限りは含有されているので，引き続き注意が必要だ。

　2つめは急激なpH上昇だ。アルカリがHCO_3^-であっても，透析で一度に大量に加えれば害になりうる。一気にpHが上がることによる低K血症・低Ca血症・血管石灰化だけでなく，血行動態の不安定化・不整脈（突然死），免疫機能低下にともなう感染症などが懸念されるからだ（図）[1]。これらは透析液のHCO_3^-濃度の高さと相関している。他にも，COPD患者における高CO_2血症や，代謝性アルカローシスによる呼吸抑制にも注意が必要だ。

　実際，透析前pHが高い患者群で有意に死亡率が高かったという日本の観察研究データもあり，過剰なアルカリ化による問題が懸念される[2]。逆に，透析国際比較研究であるDOPPS studyの解析によれば日本の参加施設はほとんど（83%）がHCO_3^-濃度の低い（30 mmol/L以下）透析液を使用していた（他国の平均は3%）[3]。日本の透析成績は他国に比べて優れているといわれるが，アルカローシスの害を防いでいる影響もあるのかもしれない。

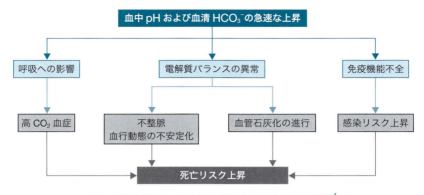

図　急速な HCO₃⁻ 投与による死亡リスク上昇の機序[1]

COPD：慢性閉塞性肺疾患（chronic obstructive pulmonary disease）

参考文献

1. Basile C, Rossi L, Lomonte C. The choice of dialysate bicarbonate: do different concentrations make a difference? *Kidney Int*. 2016; 89: 1008-1015.　PMID: 26924048
2. Yamamoto T, Shoji S, Yamakawa T, et al. Predialysis and postdialysis pH and bicarbonate and risk of all-cause and cardiovascular mortality in long-term hemodialysis patients. *Am J Kidney Dis*. 2015; 66: 469-478.　PMID: 26015276
3. Tentori F, Karaboyas A, Robinson BM, et al. Association of dialysate bicarbonate concentration with mortality in the Dialysis Outcomes and Practice Patterns Study（DOPPS）. *Am J Kidney Dis*. 2013; 62: 738-746.　PMID: 23707043

腎臓の代わりは，やはり腎臓

CRRTでは透析液濃度に向けてK，P濃度が容赦なく下がる

　維持透析を始める前の患者と面接したときによく出会う，「週何日，何時間しなければなりませんか？」という質問。「週3回，4時間です」と答えるとびっくりされるので，「本当はもっとやったほうがいいんです，腎臓は24時間365日働いているわけですから」と続けることが多いが，24時間する持続的腎代替療法(CRRT)をしたところで，実際のところ腎臓には到底かなわない。

　まず，CRRTをしても(透析液や置換液の量にもよるが)クレアチニンクリアランス30〜50 mL/分程度の「腎機能」しか提供できない。しかも，溶質の排泄量を調節して恒常性を維持する腎臓と違って，CRRTでは溶質の血中濃度が透析液の溶質濃度に近似していく。そのため，Kであれば2 mEq/L，Pであれば0 mg/dLに向けて容赦なく下がり，放置すれば不整脈，心筋および呼吸筋の機能低下などを招くこともある。

　透析液のKおよびP濃度を高く設定することも原理的には可能だが，日本では薬事法の規定との兼ね合いから，あまり行われない。そのためCRRT中はKとPの制限を解除したり，適宜点滴で補充したりする必要がある。また，腎臓から排泄される抗菌薬を使用中の場合にはCRRTの「腎機能」にあわせて用量を調節する必要もある。透析という「人工臓器」の発展はめざましいものがあるが，やはり「腎臓の代わりは腎臓」なのかもしれない。

CRRT：持続的腎代替療法(continuous renal replacement therapy)

参考文献

1. Macedo E, Mehta RL. Continuous dialysis therapies: core curriculum 2016. *Am J Kidney Dis.* 2016; 68: 645-657.　PMID: 27241853

112

溢れる泉の水を
汲みつくすことはできない

乳酸アシドーシスや高アンモニア血症では，
「数字をよくする」透析よりも根治的な治療を

　物質の透析性については他の項でも述べるが(p223,「抜けるかどうか，抜け目なく確認！」も参照)，透析性さえあればとにかく透析すべきというわけではない。いくら透析性があってもその物質の産生がコントロールできなければ，「溢れる泉の水」を汲みつくすことは難しい。その最たる例が乳酸とアンモニアだ。

　まず乳酸についてだが，乳酸アシドーシスの治療は透析よりも乳酸産生の原因除去が原則だ。例えば，循環不全による組織の嫌気代謝で乳酸が産生されているなら，血行動態を正常化しなければならない。持続的腎代替療法(CRRT)による乳酸除去には限りがあるのだ。AKIを合併しCRRTを受けているICU患者に実験的に乳酸を投与してクリアランスを調べた研究では，CRRTによる乳酸クリアランスは24 mL/分で，これは投与した乳酸の3%未満にすぎない量であった[1]。腎不全・体液貯留など，別の適応で透析を行うことはあるだろうが，乳酸除去だけを目的に透析が行われることはまずない。

　高アンモニア血症の場合も，肝性脳症を透析で治療することはない(肝腎症候群を合併しているなど，腎不全による透析適応がある場合は除く。p152,『「肝腎」と「心腎」の「肝心」な違い』も参照)。ただし，アンモニアを除去する尿素回路の酵素異常などで，生後直後の高アンモニア血症により致死的な脳浮腫をきたしうる場合には，エビデンスの質は低いが待避的に新生児期から透析が行われることはある[2]。また，バルプロ酸中毒や肺移植後に起きる致死的な高アンモニア血症に対しても，救命目的に透析が行われた例はある[3,4]。しかし，こうした透析による除去治療は試験的な域を出ていない。

　P・デュカス(Paul Dukas, 1865〜1935)の交響詩『魔法使いと弟子』では，弟子が未熟な魔法で部屋を洪水にしてしまっても，師匠がまじないでたちまち水を消してしまう。透析で力になれないけれども，かといって溢れる水を源から断つ

腎代替療法

219

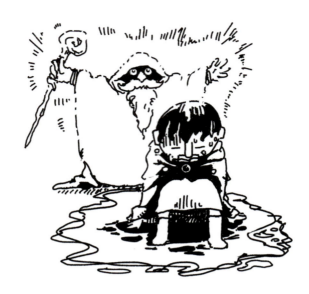

ことも難しい場合には，筆者にもそんな魔法があれば……と思う．

CRRT：持続的腎代替療法（continuous renal replacement therapy），AKI：急性腎障害（acute kidney injury）

参考文献

1. Levraut J, Ciebiera JP, Jambou P, et al. Effect of continuous venovenous hemofiltration with dialysis on lactate clearance in critically ill patients. *Crit Care Med*. 1997; 25: 58-62.　PMID: 8989177
2. Gupta S, Fenves AZ, Hootkins R. The Role of RRT in Hyperammonemic Patients. *Clin J Am Soc Nephrol*. 2016; 11: 1872-1878.　PMID: 27197910
3. Sztajnkrycer MD. Valproic acid toxicity: overview and management. *J Toxicol Clin Toxicol*. 2002; 40: 789-801.　PMID: 12475192
4. Anwar S, Gupta D, Ashraf MA, et al. Symptomatic hyperammonemia after lung transplantation: lessons learnt. *Hemodial Int*. 2014; 18: 185-191.　PMID: 23998793

肌にはよいが，身体には悪い？

尿毒症のマーカーにすぎないと考えられてきた，尿素そのものの害が明らかになってきた

1828年，ドイツの化学者フリードリヒ・ヴェーラー（Friedrich Wöhler, 1800〜1882）がシアンガスとアンモニアから尿素を合成した[1]。これにより肥料が人工的に作れるようになり，人々が家畜や鳥の糞をめぐって争う必要がなくなった。また，それまで有機化合物は生命にしか作れないと考えられていたため，この発見により有機化学が発展することにもなった。こうして社会の役に立っている尿素だが，人間の体内では老廃物であり，BUNの上昇は尿毒症の重症度を測る指標と考えられている。また，尿素は尿素除去率（URR）など透析効率の指標にもなっている。

一方，「尿素は尿毒素なのか？」という問いについては，ながらく否定的な見解が多かった。あなたが尿素（ヒトの尿由来ではなく，合成されたものとしよう）を大量に摂取し，一時的にBUNを100 mg/dLまで増やしたとしても，尿毒症になることはない。このことは19世紀に動物で示され，1970年代には透析患者に透析液から尿素を加える実験[2]でも示された（140 mg/dLまで無症状だったという）。こうしたことから，尿素は尿毒症のマーカーではあっても，それ自体に毒性はないと信じられており，URRの向上による透析患者の予後改善の成果を示せなかったHEMO study，ADEMEX studyのあとで，その声は一層大きくなった[3,4]。

しかし，現在では尿素自体も身体に悪いと考えられている[5,6]。例えば，尿素は生体でNH_4^+とシアン酸に分解される（冒頭に述べたヴェーラーによる合成反応の逆反応といえる）。そして，産生されたシアン酸やイソシアン酸は蛋白質に結合し（カルバミル化），その蛋白質を劣化させる。カルバミル化は慢性炎症・血管石灰化・腎線維化などさまざまな害を起こすことが示されており，これらを治療標的にした研究も進行中である。

体外ではお肌をしっとり保湿させて肌荒れを治す尿素だが，体内となると話は別なようで，まさに「所変われば品変わる」である。

URR：尿素除去率（urea reduction ratio）

参考文献

1. Wöhler F. Üeber künstliche Bildung des Harnstoffs. *Annalen der Physik und Chemie*. 1828; 88: 253-256

2. Johnson WJ, Hagge WW, Wagoner RD, et al. Effects of urea loading in patients with far-advanced renal failure. *Mayo Clin Proc*. 1972; 47: 21-29　PMID: 5008253

3. Paniagua R, Amato D, Vonesh E, et al. Effects of increased peritoneal clearances on mortality rates in peritoneal dialysis: ADEMEX, a prospective, randomized, controlled trial. *J Am Soc Nephrol*. 2002; 13: 1307-1320　PMID: 11961019

4. Eknoyan G, Beck GJ, Cheung AK, et al. Effect of dialysis dose and membrane flux in maintenance hemodialysis. *N Engl J Med*. 2002; 347: 2010-2019　PMID: 12490682

5. Lau WL, Vaziri ND. Urea, a true uremic toxin: the empire strikes back. *Clin Sci*（*Lond*）. 2017; 131: 3-12　PMID: 27872172

6. Velasquez MT and Ramezani A and Raj DS. Urea and protein carbamylation in ESRD: surrogate markers or partners in crime? *Kidney Int*. 2015; 87: 1092-1094　PMID: 26024026

抜けるかどうか，抜け目なく確認！

透析性を規定するのは分布容積，分子量，血中蛋白結合率の3点

　薬物や毒物が透析で「抜ける」かどうかを，英語では"dializability"，日本語では「透析性」という。透析性の規定因子としては以下の3点，①分布容積（volume of distribution），②分子量，③血中蛋白結合率が重要となる。分布容積が大きい場合，その薬物は血液外（脂肪組織など）に蓄積しており，透析で血中から除くことが難しい。分子量が大きいと透析膜の透過性が落ちる。蛋白と結合した物質は透析膜を越えない（血液吸着の原理を使えば蛋白から物質をある程度は遊離させることができるが）。

　したがって，一般的に言えば，透析性があるのは①分布容積が小さく，②分子量が小さく，③蛋白結合率が低い物質である。例えばリチウムは，①分布容積が0.7〜0.8 L/kg，②原子量7ダルトン（Da），③蛋白結合はほぼゼロであるから，透析されやすい。また，現時点で透析可能な直接経口抗凝固薬（DOAC）はダビガトランだけであるが，それは同薬が①分布容積50〜70 L，②分子量471 Da，③蛋白質結合率35%だからだ[1]。ほかの薬，例えばリバロキサバンは，①分布容積（50 L）と②分子量（435 Da）は小さいが，③蛋白結合率が99%であり，透析性がない[2]。

　透析性の有無は中毒や過量内服といった緊急事態だけでなく，例えば維持透析患者に非透析医が新規処方するときなどにも重要な概念だ。透析で「抜けない」薬をうっかり処方して取り返しのつかぬことにならぬよう，この3点を確認する「抜け目ない」態度を忘れないようにしたい（参考文献3なども参照）。

DOAC：直接経口抗凝固薬（direct oral anticoagulant）

参考文献

1. Stangier J, Rathgen K, Stähle H, et al. Influence of renal impairment on the pharmacokinetics and pharmacodynamics of oral dabigatran etexilate: an open-label, parallel-group, single-centre study. *Clin Pharmacokinet*. 2010; 49: 259-268.　PMID: 20214409

2. Dias C, Moore KT, Murphy J, et al. Pharmacokinetics, pharmacodynamics, and safety of single-dose rivaroxaban in chronic hemodialysis. *Am J Nephrol*. 2016; 43: 229-236.　PMID: 27100875

3. 日本腎臓病薬物療法学会『腎機能低下時に最も注意が必要な薬剤投与量一覧』 https://www.jsnp.org/ckd/yakuzaitoyoryo.php （2019.07.19アクセス）

体液過剰：肺と腎臓，
どちらのためにもならない

%FOによる体液過剰の評価など，新しい試みも始まっている

　体液過剰(volume overload)は透析適応の1つだが，ではどれだけ体液が溜まったら透析を開始すべきだろうか？　ここでは特にAKIについて考えたい。2006年のFACTT trialを契機に「腎臓より肺」，つまり肺を「ドライ」に保って人工呼吸器管理を避けるのが主流になった[1]。ALI/ARDS患者1,000人をランダム化し，介入群で輸液制限や利尿薬で肺うっ血を積極的に治療したところ，コントロール群に比して挿管期間が有意に短く，60日後の総死亡も少なかったからだ(ただし有意差は出なかった)。

　その後さらに進んで，現在は「体液過剰は肺だけでなく生命予後・腎予後にも悪影響」という認識が広まっている。生命予後については，AKI患者約600人で体液過剰と生命予後の相関を調べた観察研究PICARD studyで，透析開始時の体液過剰が多いほど有意に予後不良であることが示された[2]。また，腎予後についても，腎静脈のうっ血や間質の浮腫が，虚血や炎症を惹起して腎障害を悪化させると考えられるようになってきた(p278,「血圧が下がる心タンポナーデ，血圧が上がる腎タンポナーデ」も参照)。

　こうしたことから，腎臓のためにも漫然と輸液する診療は避けられるようになってきたが，では体液過剰をどのように治療すべきかとなると，「酸素要求量が高く，利尿薬の反応がなければ透析(p136,「フロセミドを静注してみよう」も参照)」という大まかな了解はあるものの，透析のタイミングなどはいまだ施設ごとの裁量に任されているのが現状だ(AKIKI，IDEAL-ICUといった大規模RCTも結果は一致していない)[3,4]。In/Outバランス(または入院時体重と比べた%FO)の程度によって治療を決めるようなアルゴリズムも提案されており[5]，今後の検証が待たれる。

AKI：急性腎障害(acute kidney injury)，ALI/ARDS：急性肺傷害/急性呼吸促迫症候群(acute lung injury/acute respiratory distress syndrome)，%FO：体液過剰率(%fluid overload)

参考文献

1. National Heart, Lung, and Blood Institute Acute Respiratory Distress Syndrome（ARDS）Clinical Trials Network, Wiedemann HP, Wheeler AP, et al. Comparison of two fluid-management strategies in acute lung injury. *N Engl J Med*. 2006; 354: 2564-2575.　PMID: 16714767

2. Bouchard J, Soroko SB, Chertow GM, et al. Fluid accumulation, survival and recovery of kidney function in critically ill patients with acute kidney injury. *Kidney Int*. 2009; 76: 422-427. PMID: 19436332

3. Gaudry S, Hajage D, Schortgen F, et al. Initiation strategies for renal-replacement therapy in the intensive care unit. *N Engl J Med*. 2016; 375: 122-133.　PMID: 27181456

4. Barbar SD, Clere-Jehl R, Bourredjem A, et al. Timing of renal-replacement therapy in patients with acute kidney injury and sepsis. *N Engl J Med*. 2018; 379: 1431-1442.　PMID: 30304656

5. Rosner MH, Ostermann M, Murugan R, et al. Indications and management of mechanical fluid removal in critical illness. *Br J Anaesth*. 2014; 113: 764-771.　PMID: 25182016

「造影剤による溢水」は都市伝説

造影剤による細胞外液量の増加はわずかである

　CKD患者にヨード造影剤を使用する際，使用後に血液透析を行う必要があるかどうか，という相談を受けることがある。CKD患者への造影剤の使用に伴う「懸念」は3つに大別される[1]。①浸透圧物質である造影剤の血管内投与による細胞外液量の増加（例：使用後の肺水腫の懸念），②造影剤の腎臓に対する毒性（例：造影剤腎症の懸念），③造影剤の腎臓以外の組織に対する毒性の3つである。①は特に無尿の維持血液透析患者，そして②は維持透析がまだ導入されていないCKD患者において相談されることが多い（当然ながら，③について腎臓内科医が相談されることはほとんどない）。ここでは①に関して考えてみたい。

　患者の体重を70 kg，体内総水分量を体重の60%（42 L），造影剤投与前の血漿浸透圧を300 mOsm/Lと仮定すると，総浸透量（total osmolality）は12,600 mOsmとなる（図）[1]。例えば，浸透圧が1,500 mOsm/Lの造影剤100 mLを患者の血管内に投与すると，合計150 mOsmが血管内に負荷されることとなる。つまり，この患者の造影剤投与後の総浸透量は12,750 mOsm，総体液量42.1 Lとなり，造影剤投与後の浸透圧は最終的には302.8 mOsm/Lとなる。造影剤は細胞外液にとどまるので，造影剤投与後の細胞外液の総浸透量は4,200＋150＝4,350 mOsmとなっており，造影剤投与後の浸透圧である302.8 mOsm/Lより，細胞外液量は14,365 mLとなる。造影剤量100 mLを考慮すると，細胞内から細胞外へは365－100＝265 mLの水の移動が起こると予想される。細胞外液は間質と血管内に2：1に分布するため，造影剤100 mLの血管内投与による細胞外液量の増加分365 mLの3分の1，つまり約120 mLが血管内に増加することとなる。

　使用する造影剤の量が2倍になっても，細胞外液量の増加分は少量であり，また造影剤がより「低浸透圧」であれば，その増加分はさらに少量となる。以上より，造影剤使用後に無尿維持透析患者に除水目的による緊急透析は原則必要ないはずである，ということが分かる。

腎代替療法

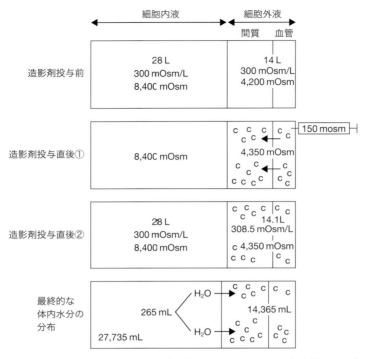

図　体重 70 kg の人に造影剤 100 mL（浸透圧は 1,500 mOsm/L）を注入した場合の細胞外液量の変化[1]

CKD：慢性腎臓病（chronic kidney disease）

参考文献

1. Rodby RA. Preventing complications of radiographic contrast media: is there a role for dialysis? *Semin Dial*. 2007; 20: 19-23.　PMID: 17244114

117

透析患者は週初めが「要注意」

週初めは透析患者の入院率や死亡率が高い

　血液透析は週3回4時間（1週間に計12時間）のスケジュールで行うのが一般的である．無尿の場合，1週間168時間のうち12時間のみ，腎臓の役割を透析器にしてもらっていることになるわけだが，これは決して十分ではなく，生命を維持するのに最低限必要な透析量を維持できているのみである．より頻回な透析や，より長時間の透析で予後がよくなることが報告されている[1]．

　「週3回」の透析のスケジュールとして，「月・水・金」か「火・木・土」が一般的である．平日は中1日（透析のない日が1日）で行われるが，週初めは，（透析のない）週末をはさんで中2日で迎えることになる．つまり，スケジュールが「月・水・金」の人は月曜日，「火・木・土」の人は火曜日が週初めとなる．そして透析を2日行っていないこの週初めに電解質異常，酸塩基平衡異常，体液量異常が最も顕著となる（図）．このため，この日が最も血液透析患者の死亡率や

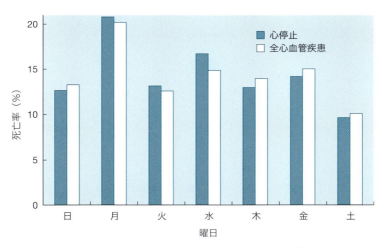

図　「月・水・金」透析患者の曜日別の死亡率[3]

入院率が高い日となり，またその原因として心血管疾患による死亡や心不全による入院がそれぞれも最も多い日となる[2]。

参考文献

1. FHN Trial Group, Chertow GM, Levin NW, et al. In-center hemodialysis six times per week versus three times per week. *N Engl J Med*. 2010; 363: 2287-2300.　PMID: 21091062
2. Foley RN, Gilbertson DT, Murray T, et al. Long interdialytic interval and mortality among patients receiving hemodialysis. *N Engl J Med*. 2011; 365: 1099-1107.　PMID: 21992122
3. Bleyer AJ, Russell GB, Satko SG. Sudden and cardiac death rates in hemodialysis patients. *Kidney Int*. 1999; 55: 1553-1559.　PMID: 10201022

内服薬中のリンも無視できない

ポリファーマシーが高P血症の増悪の一因となっている可能性がある

　ポリファーマシーは大きな問題の1つである。高血圧，糖尿病，脂質異常症，心血管疾患などを合併していることが多いCKD患者では，特に問題となる。維持透析患者では，血液透析患者で平均約25剤，腹膜透析患者で平均17剤を内服しており，処方薬として最も多いのがリン吸着薬だと報告されている[1]。維持透析患者ではリン（P）のコントロールに苦労し，そのコントロールのために多くの内服薬が処方されている。

　リンのコントロールには食事療法が重要であり，維持透析患者はリンを含む食事の摂取制限を厳しく指導されている。その一方で，きちんと内服するよう指示されている内服薬そのものに含有されるリンについてはあまり認識されず，また評価もされていない。内服薬のリン含有量は簡単に分かりそうなものだが，ほとんど記載されていないのが実情である。もちろん，それが少量であれば気にしなくてもよいのだろうが，必ずしもそうではない。製造元により異なるが，例えば，降圧薬のリシノプリル10 mg錠中には最大33 mg，アムロジピン10 mg錠中には最大40 mg含まれている。ちなみにパキシル40 mg錠中にはなんと112 mgが含まれている[2]。

　1日に平均25剤の薬を内服している血液透析患者では，医師が処方している内服薬から無視できない量のリンを摂取していると考えられる。ポリファーマシーは内服薬のアドヒアランスとも関連しているが，リンに関してはポリファーマシーによるノンアドヒアランスがリンのコントロールを改善する可能性さえある。ポリファーマシーが高P血症の一因となっている可能性に，常に留意する必要がある。

CKD：慢性腎臓病（chronic kidney disease）

腎代替療法

参考文献

1. Chiu YW, Teitelbaum I, Misra M, et al. Pill burden, adherence, hyperphosphatemia, and quality of life in maintenance dialysis patients. *Clin J Am Soc Nephrol*. 2009; 4: 1089-1096.　PMID: 19423571

2. Sherman RA, Ravella S, Kapoian T. A dearth of data: the problem of phosphorus in prescription medications. *Kidney Int*. 2015; 87 :1097-1099.　PMID: 25760324

透析の歴史：神の委員会

透析医療が教えてくれる，生命倫理と私たちのリアルで痛切な接点

　「10人のエイズ患者に対して特効薬が1人分しかないとき，誰に渡すか？」と問われたとき，あなたならどう回答するだろうか。これは，哲学者・生命倫理学者の加藤尚武による『現代倫理学入門』（1997年，講談社）に出てくる命題である。あまり知られていないが，血液透析治療の黎明期には「誰を透析して助けるか」を決める委員会が実際に開かれたことがある。

　1961年，米国シアトルにあるSwedish病院人工腎臓部は難題を抱えていた。その2年前にワシントン大学のスクリブナー医師（Belding Scribner, 1921〜2003）らが外シャントを開発したことで，多くの患者が透析を受けられるようになった[1]。しかしその半面，透析機械が足りず，末期腎不全患者のうち誰を透析するか選ばなくてはならなかったのだ。そこで病院と地元の医師会は委員会を設置し，選考を委任した。

　委員は7人で，構成メンバーは弁護士，牧師，銀行員，主婦，州政府の官僚，労働組合のリーダー，外科医だった。彼らは，「ワシントン州在住」「有保険者」「45歳未満」「既婚」「扶養する家族の数」「収入」「精神的に安定しているか」「学歴」「職業」「社会への貢献度」などさまざまな基準を定め，命の選別を下記のように話し合った[2]ため，社会から「神の委員会」と批判された。

主婦：　　　　「もし社会貢献度の高い男性を優先して選ぶなら，この5人の中では化学者と会計士が最も学歴が高いですね」

弁護士：　　　「ただし，2人とも死後に家族が社会の負担にならないだけの備えを残していますが」

州政府の官僚：「しかしそれでは，将来の備えを残した人を罰しているようなものですよ」

　冒頭に紹介した「エイズ患者と特効薬」の命題について，『倫理学入門』は，「全員にいきわたる治療薬があるということが平等が成り立つ絶対条件だ」と論

じている。「神の委員会」も，世論の高まりとスクリブナー医師らのロビー活動の結果，1971年に末期腎臓病法（End State Renal Disease Act）が成立し，誰もが透析を受けられるようになることで，その役目を終えた[3]。

しかし，「全員にいきわたる医療資源がある」という絶対条件が満たされない状況はどこにでもある。それは移植臓器（映画化・舞台化もされたカズオ・イシグロ氏の小説『わたしを離さないで』はここにヒントを得た作品だ）やワクチンかもしれないし，緩和医療や救急医療かもしれない。生命倫理は，医療に関わる者なら誰もが現実に直面する問題だ。答えがないように思えるときでも，私たちはその時・その場所でベストと信じる判断をするしかない。

参考文献

1. Blagg CR. The early history of dialysis for chronic renal failure in the United States: a view from Seattle. *Am J Kidney Dis*. 2007; 49: 482-496.　PMID: 17336711
2. Health Affairs. "The Seattle 'God Committee': A Cautionary Tale" https://www.healthaffairs.org/do/10.1377/hblog20091130.002998/full/ （2019.7.19アクセス）
3. Lisa Newton. *The American Experience in Bioethics*（*SpringerBriefs in Ethics*）. Springer, 2013: 38.

120

棺を開けてまで透析することはないが……

超高齢化社会を受けて終末期の透析療法を
真剣に考えていく必要がある

　終末期医療における「誰に何をどこまでするか」は線引きが難しく，極端な場合は「棺に釘を打って蓋が開かないようにするのは，腫瘍内科医がこれ以上化学療法をできないようにするためだ」などと揶揄されることもある。さらに「腫瘍内科医が棺を開けたら遺体がなく，『透析に連れて行きました』という腎臓内科医の書き置きが入っていた」という腎臓内科医への戒めもあり，いずれも米国医療現場ではよく聞かれる警句だ。

　腫瘍領域では緩和医療への関心が高まり，教育も行なわれるようになった。一方で腎臓内科医は，透析を始める訓練を受けるものの，中止する訓練を受けることは少ない。米国腎臓内科フェローに，十分に経験を積み診療に自信があるかを問う10段階評価のアンケートを行ったところ，終末期医療に関しては平均4.5で，難解な遠位RTAの点数（平均6.5）より低かったほどだ[1]。

　また，英国と米国の腎臓内科医59人に深く聞き取り調査を行った研究によれば，透析の見送りや中止についての話しあいが苦手な原因として以下が挙げられた[2]。

　・トレーニングの不足
　・予後予測ツールの不足
　・透析の金銭的なインセンティブ
　・難しい話し合いをする時間がない
　・ガイドラインのエビデンス不足
　・他科の期待を裏切れない
　・難しい話し合いをするよりも透析を始めるほうが楽
　・何かしなければという社会からの期待を裏切れない
　・患者と家族に治療を故意に打ち切られたと不信感をもたれるおそれ

　日本でも，2014年には透析学会が「（透析が）社会復帰を目指す救命治療から延命治療という要素が強くなってきて」いることを認め，透析開始と継続につ

腎代替療法

235

いての意思決定プロセスについて提言を発表している[3]。しかし2019年には同学会が急遽ステートメントを発表する[4]など混乱もみられ，現場で医療チームと患者と家族がどのように意思決定をしていくか，まだまだ課題が多い。

RTA：尿細管性アシドーシス（renal tubular acidosis）

参考文献

1. Combs SA, Culp S, Matlock DD, et al. Update on end-of-life care training during nephrology fellowship: a cross-sectional national survey of fellows. *Am J Kidney Dis.* 2015; 65: 233-239. PMID: 25245300
2. Grubbs V, Tuot DS, Powe NR, et al. System-level barriers and facilitators for foregoing or withdrawing dialysis: a qualitative study of nephrologists in the United States and England. *Am J Kidney Dis.* 2017; 70: 602-610. PMID: 28242134
3. 日本透析医学会。維持血液透析の開始と継続に関する意思決定プロセスについての提言。透析会誌　2014；47：269-285.
4. 一般社団法人　日本透析医学会。『日本透析医学会ステートメント』https://www.jsdt.or.jp/info/2565.html（2019.7.19アクセス）

末期腎不全患者の緩和ケア，
"too little, too late"?

今後は腎臓内科医にも，緩和ケアの知識経験が求められるだろう

　筆者が米国腎臓内科で昼夜を問わず働いていた頃，その病院で緩和ケア科医がベスト・コンサルタントに選ばれた。腎臓内科医が選ばれるものと期待していた筆者はこれを意外に思ったが，米国の緩和ケア科は非がん患者も含めた治療ゴール設定に関わり，患者と家族，そして主科の間でじっくり時間をかけて話し合い，難しい意思決定を先導してくれるのだから当然ともいえる。

　腎臓内科フェローの筆者に緩和ケアの重要性がピンとこなかった背景には，腎臓内科医が緩和ケア科に相談する機会が少ない，という事情がある。「末期」といっても末期腎不全には腎代替療法があり，それが延命治療とは考えられてこなかった。しかし，すべての末期腎不全患者に腎代替療法がベストなのかには，疑問も呈されるようになっている。例えば，米国データベースUSRDSを用いて高齢の施設入所者で透析開始となった約3,700人でADLスコアを調べたランドマークスタディによれば，透析開始後3ヶ月で低下したADLはその後も元に戻らなかった[1]。

　こうした結果を受けて，がん領域における"best supportive care"のように，透析をしない末期腎不全の保存的ケア(conservative kidney management)が注目を集めている。これは痛みなどの症状を除き，家族や精神面まで行なう点はで緩和ケアに近いが，腎性貧血や高K血症，浮腫などを保存的に治療する点では腎臓内科の専門性も求められ，両分野の経験が必要な領域だ[2,3]。しかし，実際これらを行う医療機関は世界的にも限られている。日本でも米国でも緩和ケアは透析中止が前提であり(緩和ケア病棟では保険の支払い上透析にかかる費用をまかなえない，という事情もある)，米国末期腎不全患者のホスピス入院期間は5日間たらずであった[4]。

　終末期医療は末期腎不全領域にとっても無縁ではなく，その必要性は増している。より早期からの腎臓内科と緩和ケアの連携や，透析の有無や回数にこだわらないホスピス制度の改善などによって，より満足度の高いケアを提供すべ

腎代替療法

きとの声も上がっており[5]，今後の課題といえる。

ADL：日常生活動作（activities of daily life）

参考文献

1. Kurella TM, Covinsky KE, Chertow GM, et al. Functional status of elderly adults before and after initiation of dialysis. *N Engl J Med*. 2009; 361:1539-1547.　PMID: 19828531
2. Raghavan D, Holley JL. Conservative care of the elderly CKD patient: a practical guide. *Adv Chronic Kidney Dis*. 2016; 23: 51-56.　PMID: 26709063
3. Davison SN, Tupala B, Wasylynuk BA, et al. Recommendations for the care of patients receiving conservative kidney management: focus on management of CKD and symptoms. *Clin J Am Soc Nephrol*. 2019; 14: 626-634.　PMID: 30819670
4. Wachterman MW, Hailpern SM, Keating NL, et al. Association between hospice length of stay, health care utilization, and medicare costs at the end of life among patients who received maintenance hemodialysis. *JAMA Intern Med*. 2018; 178: 792-799.　PMID: 29710217
5. Grubbs V. ESRD and hospice care in the United States: are dialysis patients welcome? *Am J Kidney Dis*. 2018; 72: 429-432.　PMID: 29921453

腎移植に対する患者の誤解をなくそう

血液型，費用，適応の３つが誤解トップ３である

　腎移植に対する患者の誤解はまだ多い。その誤解や間違った思い込みにより，最初から腎移植を諦めてしまっている患者もいる。その誤解として多いのは，①「血液型が異なると腎移植を受けられない」，②「腎移植はお金がかかる」，③「腎移植は透析患者しか受けられない」の３つである。

　かつてドナーとレシピエントの血液型が一致していないと生体腎移植を受けられない時代があったが，現在では，どんな血液型の組み合わせでも可能となっている。輸血が不可能な組み合わせ（例：A型からB型，AB型からA型・B型・O型など）であっても，生体腎移植は可能である。この「血液型不適合生体腎移植」は，実は日本がパイオニアの役割を果たしてきた。年々，血液型不適合腎移植の数も増えており，今や国内腎移植の約25％を占めている。

　また，渡航移植のための（高額な）費用を募る募金活動について見聞きしたことがあるために，腎移植の手術はお金がかかると思っている患者は多い。確かに手術にかかる医療費の１〜３割を自己負担とすると，かなり高額となる。しかし実際には，健康保険・自立支援医療（更生医療）・重度心身障害者医療費助成制度を組み合わせて利用することで，入院費用の自己負担額は多くても２万円程度で済むこととなる。なお，これは移植後の通院費にもあてはまり，高額な免疫抑制剤を内服していても，自己負担額は多くても２万円程度で済むこととなる。

　最後に，腎移植というと，「透析患者が受ける治療」と思われていることも多い。しかし，透析を何年も行ってから腎移植を受けるのと比較して，透析を経ずに実施する腎移植，すなわち「先行的腎移植」のほうが予後が良いことが知られている。このため，最近はこの「先行的腎移植」が推奨されている。

医療費にも優しい腎移植

腎移植の総医療費は透析よりも安い

　昨今，腎移植が推進されている，その理由は，患者の予後的な側面だけでなく，医療費の側面にもある。腎移植については，患者の金銭的負担はかなり軽減されている(p239,「腎移植に対する患者の誤解をなくそう」参照)が，医療費としてはもちろんお金がかかる。しかし，その額は同じ末期腎不全の治療法としての血液透析や腹膜透析と比べても安い。

　内訳をみてみると，腎移植では移植した初年度に最も多く医療費(生体腎移植の場合で約790万)がかかるものの，その後の維持期は基本的には免疫抑制剤の費用(約140万)のみとなり，透析療法(約480万)と比較して安い(図)[1]。その結果，総医療費は数年以内に腎移植のほうが安くなる。透析患者の合併症による入院にかかる費用を考えれば尚更である。透析医療費は全医療費の約5%を占めているとされるが，末期腎不全医療にかかる医療費を少しでも抑えるという観点からも，腎移植が推進されている理由がよく分かる。

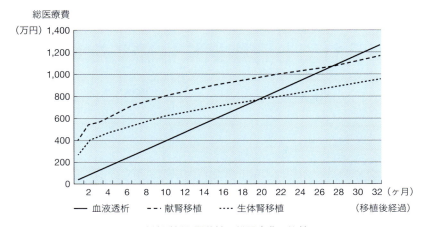

図　血液透析と腎移植の総医療費の比較
仲谷達也，内田潤次，長沼俊秀．移植．腎臓移植の医療経済．2009 ; 44 : 18-25. より転載．

参考文献

1. 仲谷達也，内田潤次，長沼俊秀．移植．腎臓移植の医療経済．2009 ; 44 : 18-25.

日本の透析患者の生命予後は世界一：それでも腎移植には勝てない

末期腎不全患者の生命予後は腎移植が最もよい

　透析患者の平均余命は非常に短い。米国のデータによると，透析患者の平均余命は健常人の1/3弱である。透析患者の死亡率は心血管疾患などにより非常に高いのはよく知られているとおりである。では腎移植患者の平均余命はどうか？　腎移植患者の平均余命は健常人の2/3強，透析患者の3倍弱である（表）。また，どの年代においても，平均余命は腎移植患者のほうが透析患者よりも長いことは一目瞭然である。

　日本の透析患者の生命予後は世界一で，透析患者の平均余命も世界一である。例えば日本の透析患者の平均余命は米国の透析患者の約2倍である。そのことから，日本では移植は必要ないという意見も，昔はあった。しかし，世界一を誇る日本の透析患者の平均余命でも，腎移植患者には劣る。末期腎不全患者の生命予後は腎移植が最もよい。

年齢	健常人（米国）	透析（米国）	移植（米国）	透析（日本）
0〜14	72.8	16.0	57.6	−
15〜19	59.4	19.0	45.5	−
20〜24	54.6	16.2	41.6	−
25〜29	49.9	14.2	37.7	−
30〜34	45.1	12.6	33.7	25.8
35〜39	40.4	11.2	30.1	22.4
40〜44	35.8	9.7	26.4	19.3
45〜49	31.4	8.3	22.8	16.1
50〜54	27.1	7.1	19.7	13.6
55〜59	23.1	6.1	16.7	11.2
60〜64	19.2	5.1	14.0	9.0
65〜69	15.5	4.3	11.7	7.2
70〜74	12.2	3.6	9.7	5.6
75〜79	9.2	3.1	8.2	4.4
80〜84	6.7	2.5	−	3.4
85〜	3.5	2.0	−	2.6

表　健常者，透析患者，移植患者の平均余命の比較（USRDS および日本の慢性透析療法の現況より作成）

参考文献

1. End-stage Renal Disease（ESRD）in the United States, Chapter 5 "Mortality", *2017 Annual Data Report*, United States Renal Data System.
   https://www.usrds.org/2017/view/v2_05.aspx （2019.8.8 アクセス）

125

腎移植はライフプランニング

移植腎は「一生もの」ではない

　移植腎の生着率は目覚ましく改善している。日本における1982年までの生体腎移植の5年生着率，10年生着率はそれぞれ約69％，約58％であったのが，2001年から2009年の生体腎移植の5年生着率，10年生着率はそれぞれ約94％，約85％と著しく改善している（表）。この改善は1980年頃からみられるが，これは免疫抑制剤，特にカルシニューリン阻害薬の進歩にともなう急性拒絶反応の減少によるところが大きい。

　ここで問題となるのは，生着率は100％ではなく，移植腎が「一生もつ」わけではない，ということである。実際に，特に若年者では，透析→移植→透析というサイクルをたどる患者，人によっては2度目の移植を受ける患者もいる。先行的腎移植がもちろん理想的ではあるが，2次移植が現実的でないことが多い日本では，「数年間透析してから生体腎移植を受ける」という選択も，患者によってはたやすく否定できるものではない。生体腎移植によるQOLのよい時期を人生のどこにもってくるかということを，患者一人一人と相談する必要がある。

	症例数	1 年	5 年	10 年	15 年
1983〜2000年	5,557	92.9%	82.0%	69.4%	60.3%
2001〜2009年	6,304	97.5%	93.5%	85.2%	73.9%
2010〜2016年	7,117	98.7%	94.3%	−	−

表　年代別の生体腎移植の成績（生着率）[1]

参考文献

1. 臓器移植ファクトブック2018，日本移植学会
http://www.asas.or.jp/jst/pdf/factbook/factbook2018.pdf（2019.8.8アクセス）

腎代替療法

126

腎移植患者は妊娠する

妊孕性の回復は腎移植の恩恵の1つ

　末期腎不全の女性患者は妊孕性が低下することが知られている（p215，「AI-UEO＋妊娠」も参照）。しかし，腎移植により妊孕性が回復することも古くから報告されていて[1]，最短で移植後3週間での妊娠も報告されている[2]。腎移植患者はそのほとんどがCKD患者であり，また免疫抑制剤をはじめとしたさまざまな薬物を内服しているが，それだけで妊娠・出産を禁止するものでは決してなく，むしろ妊娠を希望するために腎移植を受ける患者もいる。

　腎移植患者が妊娠を希望したら，ミコフェノール酸モフェチルは催奇形性があるので使用を避ける必要がある[3]。妊娠の6週間前に中止する必要があり（つまり，投与中止後6週間は避妊が必要となる），通常は代替薬としてアザチオプリンを処方する。

　産後のポイントとしては，以前は免疫抑制剤内服中の移植患者の授乳は禁忌とされていたが，最近は授乳のメリット（母子関係構築，栄養，免疫グロブリンの移行など）とデメリット（免疫抑制剤の乳児への移行）を天秤にかけ，積極的に授乳を促している場合が多い。アザチオプリンやタクロリムスは母乳に移行するものの，その量は少なく，ほとんど影響がないとされている[4]。実際，米国では移植出産患者の約70%は授乳しており，この数字は今後さらに増えていくと思われる。

CKD：慢性腎臓病（chronic kidney disease）

参考文献

1. Murray JE, Reid DE, Harrison JH, et al. Successful pregnancies after human renal transplantation. *N Engl J Med*. 1963; 269: 341-343.　PMID: 13936776
2. Kim JH, Chun CJ, Kang CM, et al. Kidney transplantation and menstrual changes. *Transplantation Proceedings*. 1998; 30: 3057-3059.　PMID: 9838347
3. Sifontis NM, Coscia LA, Constantinescu S, et al. Pregnancy outcomes in solid organ trans-

plant recipients with exposure to mycophenolate mofetil or sirolimus. *Transplantation.* 2006; 82: 1698-1702.　PMID: 17198262

4. Sameh Morgan, Mohsen El kossi, Jon Jim Kim, et al. Safety of breastfeeding by mothers on immunosuppressive medication for renal transplantation: obsession, myth and truth. *JOJUN.* 2017; 3: 555612.　DOI：10.19080/JOJUN.2017.3.555612

127

免疫抑制剤は安易にジェネリックにしない

ジェネリックは先発品とは「別の薬」

　ジェネリック全盛である。厚生労働省は医薬品費抑制のために後発医薬品（後発品，すなわちジェネリック医薬品）の使用を推進しており，その数量シェアを2020年度までに80％以上とする目標を掲げている。しかし，ジェネリックは「先発医薬品と同一の有効成分を同一量含有している」だけであり，先発医薬品と，決して「同じ」ではない。一般的にはジェネリックの使用を否定されるものではまったくないが，こと腎移植患者の免疫抑制剤に関しては慎重になる必要がある。

　実際，欧州移植学会からはジェネリックの使用に関して，生物学的同等性や治療薬モニタリング（TDM）の観点からジェネリックへの安易な切り替えは避けるべきであると提言されている。2017年に，日本臓器保存生物医学会の会員施設を対象に行った，免疫抑制薬のジェネリック使用に関するアンケート調査の結果が報告されている[1]。その報告から，日本でもTDMを必要としないステロイドの注射剤は半数の施設でジェネリックを採用しているが，TDMを必要とするシクロスポリン，タクロリムス，ミコフェノール酸モフェチル（MMF）についてはジェネリックの採用がほとんど進んでいないことが分かっている。

　移植患者において，免疫抑制剤をジェネリックへ安易に切り替えたことによる急性拒絶反応の報告もあり，切り替えに際しては，患者にも十分に説明をし，切り替え後にはTDMの頻度を上げ，血中濃度の推移を慎重に確認する必要がある。このようなことから，前述のようにTDMを必要とする免疫抑制剤についてはジェネリックへの安易な切り替えは行われていない。また，薬局での不用意な切り替えを防ぐために，免疫抑制剤に関しては処方箋にジェネリックへの変更不可と明記する必要がある。もし薬局からジェネリックにしていいですかと問い合わせがあったら「ダメです」が答える必要がある。

TDM：治療薬モニタリング（therapeutic drug monitoring）

参考文献

1. 本間真人，平野俊彦，湯沢賢治ほか。免疫抑制薬の後発医薬品使用の実態：アンケート調査報告。*Organ Biology*。2017 ; 24 : 76-80.　DOI：10.11378/organbio.24.76

128 腎移植患者へのなにげない抗菌薬の 処方が AKI を惹起する

腎移植患者へのマクロライド系抗菌薬はアジスロマイシンを！

抗菌薬の中には免疫抑制剤の血中濃度に影響を与えるものがある。腎移植患者で最も注意すべき抗菌薬はクラリスロマイシンとエリスロマイシンである。カルシニューリン阻害薬(CNI)であるタクロリムスやシクロスポリンを内服している腎移植患者にクラリスロマイシン(クラリス®, クラリシッド®)やエリスロマイシン(エリスロシン®)を投与すると，AKIを惹起することとなる。

CNIは肝臓の薬物代謝酵素であるCYP3Aにより代謝されるが，クラリスロマイシンやエリスロマイシンもCYP3Aで代謝される。このCYP3Aにより化学構造の変化したクラリスロマイシンやエリスロマイシンが，CYP3Aのヘム鉄と結合してCYP3Aを失活させてしまう。このため，CNIの血中濃度が著明に上昇し，数倍となることも珍しくない。

なお，同じマクロライド系抗菌薬でもアジスロマイシン(ジスロマック®)はCYP3Aの代謝を受けず，未変化体で胆汁中に排泄されるため，CNIと相互作用する心配はない。なお，「抗菌薬」としての処方のみならず，「ピロリ菌除去」としてのクラリスロマイシンの処方にも注意したい。移植患者では代替レジメンを用いる必要がある。

AKI：急性腎障害(acute kidney injury)，CNI：カルシニューリン阻害薬(calcineurin inhibitor)，CYP3A：シトクロム P450 3A（cytochrome P450 3A）

腎移植の可能性を広げる利他的ドナー

ひとりの善意の提供がドミノ的に何組もの腎移植を可能にする

　日本では生体腎移植ドナーは親族に限られているが，諸外国ではこの縛りはなく，友人や知人であってもドナーとなることができる．米国人歌手のセレーナ・ゴメスが友人から腎臓をもらったことは記憶に新しい．その一方で，親族でも友人・知人でもない，全くの第三者が，見返りや報酬もなく腎臓を提供することもできる．このようなドナーを"altruistic donor"あるいは"Good Samaritan donor"といい，日本語では「利他的ドナー」と訳される．

　利他的ドナーはレシピエントを指定する"directed altruistic donor"と，レシピエントを指定しない"nondirected altruistic donor"に分類される．例えば，インターネットや新聞で腎臓を必要としている人を知り，その人のために腎臓を提供するのが"directed altruistic donor"，レシピエントを知らず，また指定もせず，見知らぬ誰かのために腎臓を提供するのが"nondirected altruistic donor"である．

　米国では血液型適合腎移植が主流であり，血液型非適合腎移植はほとんど行われていない．このため，血液型が非適合のペアはこのままでは腎移植ができない．この問題を解決するために考え出されたのがドミノ移植（図）であり，それを可能にしているのが「利他的ドナー」なのである．

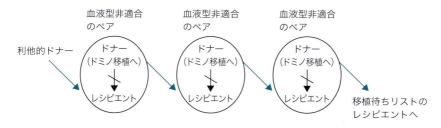

図　利他的ドナーを介したドミノ移植

参考文献

1. Montgomery RA, Gentry SE, Marks WH, et al. Domino paired kidney donation: a strategy to make best use of live non-directed donation. *Lancet*. 2006; 368: 419-421.　PMID: 16876670

Part 7

高血圧

あなたは減塩，賛成派？

INTERSALT studyを再検証したPURE study，塩の害を数字にしたNATRICODE study

　減塩に賛成するのは禁煙に賛成するようなもので，実現できるかはともかく論じるのはそんなに難しいことではない。そこで代わりに，塩分摂取量と血圧の相関に疑問を投げかけたINTERSALT studyの再検証として行なわれたPURE studyと，世界各国の食塩摂取量とその害について推計したNATRICODE studyについて解説する。

　PURE studyは，十数ヶ国からサンプルを取り，1日Na排泄量（早朝スポット尿から比定）と血圧との関係，そして死亡率・心血管系イベントとの関係を調べたものだ[1]。その結果，Na排泄量と血圧には有意な相関がみられた。特にNa排泄が多い群でその関係が強くなり，5 g（食塩換算12.7 g，以下同様）以上の群では1 g（2.54 g）あたり2.58 mmHgの収縮期血圧上昇がみられた。また死亡率・心血管系イベントについてはJカーブがみられ，Na排泄量が6 g（15.2 g）以上の群と3 g（7.6 g）未満の群は，3〜6 g（7.6〜15.2 g）の群よりもこれらのリスクが高かった。

　一方のNATRICODE studyは，食塩の過剰摂取による血圧・心血管系イベント・死亡への悪影響を前提として，世界66ヶ国（全成人人口の74%）の食塩摂取量を調べ，食塩の害でどれだけの人が死亡しているかを計算した[2]。啓蒙活動的な色彩の強い研究だが，資金を提供したのはBill and Melinda Gates Foundationである。その結果，WHO推奨（2 g，食塩換算5.0 g）＋2 g（5.0 g）以上の摂取過剰が，全世界で年間165万人の死亡につながっていることが分かった。これは全心血管系死亡の約1割に相当するだけなく，40%は70歳未満と早期の死亡であった。

　それを受けて，論文が発表された2014年には，アメリカ心臓協会が*"I love you salt, but you're breaking up my heart."*という（「ハート」と「心臓」をかけた洒脱な）スローガンを掲げて減塩キャンペーンを一層強めた。またその翌年には，ニューヨーク市が外食産業に対し，該当するメニューに"high salt warning"と

いうマーク（図参照）を表示するよう外食産業に求める動きもみられた。

参考文献

1. Mente A, O'Donnell MJ, Rangarajan S, et al. Association of urinary sodium and potassium excretion with blood pressure. *N Engl J Med*. 2014; 37: 601-611.　PMID: 25119606
2. Mozaffarian D, Fahimi S, Singh GM, et al. Global sodium consumption and death from cardiovascular causes. *N Engl J Med*. 2014; 371: 624-634.　PMID: 25119608

あなたは減塩，反対派？

極端な減塩は死亡率上昇と相関する

「塩分摂取→体液貯留→血圧上昇→心血管系イベント」という病態生理は，あたかもセントラルドグマのように疑いようのないものとなっているので，減塩に反対の立場をとるのはいささかためらわれる。しかし，2つの論点を問題提起することはできる。1つは，Na摂取と血圧の相関がすべての地域でみられるわけではない可能性だ。30年以上前に世界52地域の食塩摂取（24時間Na排泄量で比定）と血圧の関係を比較したINTERSALT study[1]によれば，ブラジルのYanomano族とXingu族，パプアニューギニアなど食塩摂取の極端に少ない4地域のデータを除くと，食塩摂取と血圧の相関は消失した（図・破線）。

もう1つは，Na摂取が極端に低い群において，心血管系イベントや死亡率が「高かった」ことを示す，さまざまな研究報告が出てきたことだ。例えば健康で若い被験者約3,000人を対象にした観察研究で，心血管系の死亡率はNa摂取量が低い群で最も高かった[2]。また中高年で冠動脈疾患があり，糖尿病など心血管系イベントのリスク因子も多い約28,000人の患者に対するpost hoc解析では，尿中Na排泄とイベント（死亡，心筋梗塞，慢性心不全による入院）のハザード比に，有名なJカーブの関係がみられた[3]。

これらはいずれも相関であり，セントラルドグマの正当性をひっくり返すものではないが，極端な減塩がすべての人に推奨されるかについては疑問の余地があるのかもしれない。

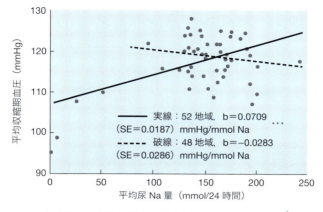

図　尿中Na量から測定した食塩摂取量と血圧の関係[1]

参考文献

1. Intersalt: an international study of electrolyte excretion and blood pressure. Results for 24 hour urinary sodium and potassium excretion. Intersalt Cooperative Research Group. *BMJ*. 1988; 297: 319-328.　PMID: 3416162
2. Stolarz-Skrzypek K, Kuznetsova T, Thijs L, et al. Fatal and nonfatal outcomes, incidence of hypertension, and blood pressure changes in relation to urinary sodium excretion. *JAMA*. 2011; 305: 1777-1785.　PMID: 21540421
3. O'Donnell MJ, Yusuf S, Mente A, et al. Urinary sodium and potassium excretion and risk of cardiovascular events. *JAMA*. 2011; 306: 2229-2238.　PMID: 22110105

132 食塩摂取量というブラックボックス

蓄尿できれば一番いいが, そうでなければ尿Na$^+$や推定式の活用を

定量化されたものは, 介入の目標が立てやすい. 血糖値などはそのよい例だし, 蛋白尿も今ではスポット尿から定量できる. しかし減塩の重要性が叫ばれているにもかかわらず, 1日のNa摂取量というのは定量が難しい. 食事内容を聴取しようにも正確さに欠けるし, 24時間蓄尿によるNa排泄量の測定も簡便とはいえない.

打開策として最も簡便なのは, 蛋白尿と同様にスポット尿のNa$^+$濃度から1日排泄量を推定する方法で, 多くの研究もこの方法を用いて行われている. 計算式はいくつかあるが, 最も知られているのはKawasaki式で, 早朝尿の次の尿(second morning urine)を用いて計算する[1]. すなわち,

$$Na(mEq/日) = 16.3 \times \sqrt{(尿Na^+[mEc/L])/(尿Cr[mg/L]) \times 推定Cr排泄量[mg/日]}$$

なお, 推定Cr排泄量は

男性:〔15.12×体重(kg)+7.39×身長(cm)×12.63×年齢〕-79.9

女性:〔8.58×体重(kg)+5.09×身長(cm)×4.72×年齢〕-74.95

となる. 他にはTanaka式(CKD患者ではKawasaki式より当てはまりがよいという報告[2]もある)[3], Nerbassの式[4]などがある.

Na排泄の日内変動や尿中以外のNa排泄(発汗など)を考慮しなければならないなど, これらの式も完全ではないが, 食塩摂取量の推計式として研究分野で世界的に受け入れられていることを考えると, もっと活用されていいはずだ. 尿Na$^+$といえばAKIでのFENaがおなじみだろうが, CKDや内科外来の診療にも役立てられるのではないかと, 筆者は可能性を感じている.

AKI:急性腎障害(acute kidney injury), FENa:Na排泄分画(fractional excretion of sodium), CKD:慢性腎臓病(chronic kidney disease)

参考文献

1. Kawasaki T, Itoh K, Uezono K, et al. A simple method for estimating 24 h urinary sodium and potassium excretion from second morning voiding urine specimen in adults. *Clin Exp Pharmacol Physiol*. 1993; 20: 7-14.　PMID: 8432042

2. Imai E, Yasuda Y, Horio M, et al. Validation of the equations for estimating daily sodium excretion from spot urine in patients with chronic kidney disease. *Clin Exp Nephrol*. 2011; 15: 861-867.　PMID: 21904907

3. Tanaka T, Okamura T, Miura K, et al. A simple method to estimate populational 24-h urinary sodium and potassium excretion using a casual urine specimen. *J Hum Hypertens*. 2002; 16: 97-103.　PMID: 11850766

4. Nerbass FB, Pecoits-Filho R, McIntyre NJ, et al. Development of a formula for estimation of sodium intake from spot urine in people with chronic kidney disease. *Nephron Clin Pract*. 2014; 128: 61-66.　PMID: 25342580

133 減塩できないならKを多めに摂取しよう

DASH食による降圧効果は，減塩できていない人に特に有効

　高血圧の食事療法として，減塩の重要性は周知のとおりである。WHOのガイドラインでは5 g/日未満，日本では古くより塩分を多く摂取する背景から6 g/日未満が推奨されている。その一方で，高血圧の食事療法としてDASH（dietary approaches to stop hypertension）食も知られている。DASH食は，肉類や甘い物を減らし，野菜，果物，低脂肪乳製品が豊富な（つまり，飽和脂肪酸とコレステロールが少なく，Ca，K，Mg，食物繊維が多い）食事のことである。米国で行われた介入試験では，8週間の観察の結果，コントロール群と比較して，DASH食群で収縮期血圧は11.4 mmHg，拡張期血圧は5.5 mmHgの降圧効果を認めた。DASH食が普及すれば，米国では心筋梗塞は15%，脳梗塞は30%減ると推定されている。

　減塩とDASH食の両方を患者が取り入れてくれれば，もちろんそれがベストだ。しかし実際にはなかなか難しいことが少なくない。減塩とDASH食のどちらかを勧める，という場合，患者本人のライフスタイルを考慮に入れて検討するのも一案である。というのも，DASH食の降圧効果は，特に食塩過剰摂取群において大きい一方で，減塩群におけるDASH食の降圧効果はそれほど大きくない[1]。つまり，すでに減塩できている人へのDASH食による降圧効果はあまり期待できず，外食が多いなどで減塩が難しい人にこそ，代わりにDASH食を勧めると降圧効果が期待できる。

参考文献

1. Sacks FM, Svetkey LP, Vollmer WM, et al. Effects on blood pressure of reduced dietary sodium and the Dietary Approaches to Stop Hypertension（DASH）diet. DASH-Sodium Collaborative Research Group. *N Engl J Med*. 2001; 344: 3-10.　PMID: 11136953

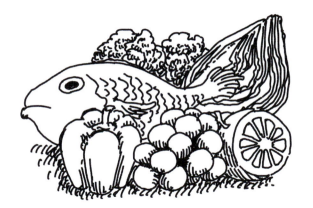

高血圧

古くて新しい武器，K

基礎・臨床データともに揃ってきたKの心血管系への保護作用

Kと心血管系イベント予防や降圧の相関を示すデータは多いが，中でも有名なものに，糖尿病患者のONTARGET，TRANSCENDコホートへのpost hoc解析がある[1]。その結果，早朝スポット尿から推定した1日K排泄量の低下（特に2 g以下）と心血管系イベントとの間にはJカーブがみられた。

Kの心血管系への保護作用はさまざまだが，一般にもよく知られているのはNa排泄の促進だ。これは古来から知られており，ウィリス動脈輪にその名を残し，糖尿病（diabetes mellitus）の命名者でもある英国医師，トーマス・ウィリス（Thomas Willis, 1621～1675）も硝酸カリウムを浮腫の治療法として推奨しているほどだ[2]。

さらに現在では，K欠乏による血管平滑筋の収縮（Na^+, K^+-ATPaseが回らず，細胞外へのNa排泄が滞り，結果NCX1を介したCa^{2+}流入を招く），K補充による内皮細胞を介した血管拡張（内皮細胞のNa^+, K^+-ATPaseを回し，電位変化が平滑筋に伝わる），脳脊髄液中K濃度の影響（神経細胞のNa^+, K^+-ATPaseを回し，交感神経の興奮を下げる）などの機序も分かってきている[3]。

これらを受けてK摂取の励行が叫ばれるようになり，CKD患者においてもK排泄と総死亡に負の相関がみられた（「K摂取，OK？」という論説がみられるようにすらなった）[4]。始まりつつある大規模前向きRCT[5]などによる検証は必要だが，戦うのに武器は多いほうがいい。ウィリス先生の智恵は，今でも有効なようだ。

NCX1：1型Na^+/Ca^{2+}交換体（Na^+/Ca^{2+} exchanger 1），RCT：ランダム化比較試験（randomized controlled trial）

参考文献

1. O'Donnell MJ, Yusuf S, Mente A, et al. Urinary sodium and potassium excretion and risk of cardiovascular events. *JAMA*. 2011; 306: 2229-2238.　PMID: 22110105

2. Keith NM, Binger MW. Diuretic action of potassium salts. *JAMA*. 1935; 105: 1584-1591.

3. Adrogué HJ, Madias NE. Sodium and potassium in the pathogenesis of hypertension. *N Engl J Med*. 2007; 356: 1966-1978.　PMID: 17494929

4. Elbehary S, Szerlip HM, McCullough PA. Potassium excretion and outcomes in CKD: Is K intake OK? *Am J Kidney* Dis. 2017; 69: 325-327.　PMID: 28236878

5. Neal B, Tian M, Li N, et al. Rationale, design, and baseline characteristics of the Salt Substitute and Stroke Study（SSaSS）-A large-scale cluster randomized controlled trial. *Am Heart J*. 2017; 188: 109-117.　PMID: 28577665

炭酸脱水酵素阻害薬から始まる
利尿薬の歴史

利尿薬の始祖ともいえる元・抗菌薬は，
現在も利尿薬抵抗性の心不全などで活躍している

　ジギタリス，カフェイン，アルコールなど利尿作用をもつ生理活性物質は古くから知られていた。しかし腎臓への「分子標的利尿薬」開発の歴史は，まだ100年にもならない。それまで，浮腫の治療には依然として，錬金術師としても知られるスイス人医師パラケルスス〔本名：テオフラストゥス・フォン・ホーエンハイム（Theophrastus von Hohenheim, 1493〜1521）〕が16世紀に提唱したとされる水銀化合物が用いられていた。

　近代利尿薬のプロトタイプは，炭酸脱水酵素阻害薬である。1937年，米国医師サウスワース（Hamilton Southworth, 1908〜1994）が，抗菌薬であるサルファ剤を内服する患者で頻呼吸（代謝性アシドーシスの代償）と多尿などがみられることを発見した[1]。そしてこの薬が炭酸脱水酵素を阻害することが分かり，1949年には心不全患者への治療効果が発表された[2]。

　以後，サルファ化合物をさまざまに調べる中で1950年代にサイアザイド系，1960年代にはループ利尿薬がみつかった。これらの利尿薬がいずれもサルファ系（エタクリン酸を除く）であることのゆえんでもある。その後，K保持性利尿薬や"aquaretics"とも呼ばれるバソプレシンV_2受容体阻害薬（バプタン）が開発されたが，サイアザイド系とループ利尿薬に取って代わるまでには至っていない。

　そんな「第1世代」の炭酸脱水酵素阻害薬だが，現在では高山病や緑内障などで用いられるほうが多い。ただし，ループ利尿薬抵抗性の心不全やネフローゼ症候群などでは，現在でもアセタゾラミドが併用されることがあり，有効性も示されている[3]。しかしその際にはK喪失性利尿薬同士の併用となるため，低K血症に注意しよう。

参考文献

1. Southworth H. Acidosis associated with the administration of para-amino-benzene-sulfon-amide（prontylin）. *Proc Soc Exp Biol Med*. 1937; 36: 58-61.
2. Schwartz WB. The effect of sulfanilamide on salt and water excretion in congestive heart failure. *N Engl J Med*. 1949; 240: 173-177. PMID: 18108079
3. Fallahzadeh MA, Dormanesh B, Fallahzadeh MK, et al. Acetazolamide and hydrochlorothiazide followed by furosemide versus furosemide and hydrochlorothiazide followed by furosemide for the treatment of adults with nephrotic edema: a randomized trial. *Am J Kidney Dis*. 2017; 69: 420-427. PMID: 28043731

議論されない不思議：
ACE阻害薬とARB

すべての国と地域でARBが第1選択なわけではない

　日本では，各種ARBの特性を理解することは，内科診療を行うための必須スキルのようにみなされている印象を受ける。しかし，他国では様相が異なる。例えば米国ではACE阻害薬のほうがARBより多く用いられ，どちらが優れているかをめぐって議論が続いている。

　ARBよりも早く市場に出たACE阻害薬（ラミプリルが1981年，ロサルタンが1995年）はエビデンスレベルが高い。例えば，糖尿病コホートでラミプリルが心血管系死を抑制することを示したHOPE study[1]などだ。それに対して，ARBのほうは，ACE阻害薬と作用機序のまったく異なる優れた薬だと言われるものの，プラセボと比較して心血管系死を抑制した大規模試験があまりない[2]。

　それでもACE阻害薬との比較試験は多数あり，例えばラミプリルとテルミサルタンを比較したONTARGET study[3]では降圧効果と総死亡で両者に同等の効果がみられた。その他の研究を合わせたメタアナリシスでも両者は有効性で同等と考えられ[4]，JNC 8ガイドラインもそのように結論している[5]。

　では，効果が同等ならどちらを選ぶか？　ARBを推奨する陣営は，咳や血管浮腫などの副作用が少ないことを強調する[6]。一方，英国NICEガイドラインなどACE阻害薬を推奨する陣営は，ACE阻害薬の心血管系イベント・死亡についてのエビデンスレベルの高さ，コスト面を強調し，ARBをACE阻害薬が使用できない場合の第2選択に位置づけている[7]。

　「所変われば品変わる」とはいえ，患者にとってどちらがベストなのか，一度は考え直してみるのもよいだろう。なお，こうしたRAA系阻害薬によるCKDの進行抑制に対する限界については，別項（p179，『CKDにはRAA系阻害薬』の限界」）も参照されたい。

ARB：アンジオテンシンII受容体拮抗薬（angiotensin II receptor blocker），ACE：アンジオテンシン変換酵素（angiotensin-converting enzyme）

参考文献

1. Heart Outcomes Prevention Evaluation Study Investigators, Yusuf S, Sleight P, et al. Effects of an angiotensin-converting-enzyme inhibitor, ramipril, on cardiovascular events in high-risk patients. *N Engl J Med*. 2000; 342: 145-153.　PMID: 10639539

2. van Vark LC, Bertrand M, Akkerhuis KM, et al. Angiotensin-converting enzyme inhibitors reduce mortality in hypertension: a meta-analysis of randomized clinical trials of renin-angiotensin-aldosterone system inhibitors involving 158,998 patients. *Eur Heart J*. 2012; 33: 2088-2097.　PMID: 22511654

3. ONTARGET Investigators, Yusuf S, Teo KK, et al. Telmisartan, ramipril, or both in patients at high risk for vascular events. *N Engl J Med*. 2008; 358: 1547-1559.　PMID: 18378520

4. Li EC, Heran BS, Wright JM. Angiotensin converting enzyme（ACE）inhibitors versus angiotensin receptor blockers for primary hypertension. *Cochrane Database Syst Rev*. 2014; 8. PMID: 25148386

5. James PA, Oparil S, Carter BL, et al. 2014 evidence-based guideline for the management of high blood pressure in adults: report from the panel members appointed to the Eighth Joint National Committee（JNC 8）. *JAMA*. 2014; 311: 507-520.　PMID: 24352797

6. Messerli FH, Bangalore S, Bavishi C, et al. Angiotensin-converting enzyme inhibitors in hypertension: to use or not to use? *J Am Coll Cardiol*. 2018; 71: 1474-1482.　PMID: 29598869

7. National Institute for Health and Care Excellence（NICE）.“Hypertension in adults: diagnosis and management”
https://www.nice.org.uk/guidance/cg127（2019.7.19アクセス）

ヒドロクロロチアジド（HCTZ）は RCTのかませ犬？

サイアザイド系利尿薬の第1選択は クロルタリドン（chlorthalidone）

　降圧治療薬の選択の「ランドマークスタディ」の1つであるALLHAT studyで見直されたのがサイアザイド系利尿薬のchlorthalidoneだ。このchlorthalidoneは，ALLHAT study以外にもHDFP，MRFIT，SHEPといった多くのRCTで，心血管死亡率を下げるという「結果」を出してきた。その一方で，同じサイアザイド系利尿薬ならchlrothalidoneでもHCTZでも一緒かというと，そうではない。HCTZはRCTでほとんど「結果」を出せていないのだ。実際，これらの研究結果を受け，ACC/AHA，CHEP，NICEなどの高血圧ガイドラインではサイアザイド系の第1選択はchlorhtalidoneが推奨されている。なお，ありそうでないのがchlorthalidoneとHCTZを直接比較したRCTであり，後ろ向き研究にてchlorthalidoneが有意に心血管系イベントを減少させたことが報告されている程度である[1]。

　サイアザイド系の第1選択はchlorhtalidoneとされている一方で，RCTにおける対照群に，いまだにHCTZを使用した研究が散見される。chlorthalidoneより劣るHCTZを対照とすれば「結果」が出やすいからだろうか。当然，HCTZではなくchlorthalidoneを使用すべきという意見がある[2]。

　なお，かつて米国ではchlorthalidoneはあまり処方されていなかったが，その理由の1つが「名前の長さ」であった。当時，米国の処方箋は手書きであったため，chlorthalidoneを処方するなら"chlorthalidone"と記載する必要がある一方，hydrochlorothiazideは"HCTZ"という略称の記載で処方が可能だった。すべての処方薬を手書きで記載するのはこのうえなく手間であり，少しでも時間を短縮するためにはHCTZと4文字書くだけで済むのは時間の節約になった。しかし，2016年3月よりニューヨークでは手書きの処方箋が廃止されデジタル化されており，名前の長さがその薬物を処方しない理由とはならなくなっている。

また，最近流行りの合剤でCCBやARBと配合されているサイアザイド系利尿薬は，chlorhtalidoneではなくHCTZであることは頭の片隅においておいてもいいかもしれない。日本では残念ながらchlorthalidoneは発売中止になっているが，chlorthalidoneと同等の降圧効果と心血管系イベント抑制効果が期待できるインダパミドが使用可能である。

RCT：ランダム化比較試験（randomized controlled trial），CCB：カルシウム拮抗薬（calcium channel blocker），ARB：アンジオテンシンII受容体拮抗薬（angiotensin II receptor blocker）

参考文献

1. Dorsch MP, Gillespie BW, Erickson SR, et al. Chlorthalidone reduces cardiovascular events compared with hydrochlorothiazide: a retrospective cohort analysis. *Hypertension*. 2011; 57: 689-694.　PMID: 21383313
2. Mehta RT, Pareek A, Purkait I. Chlorthalidone, not hydrochlorothiazide, is the right diuretic for comparison. *Clin Hypertens*. 2018; 24: 4.　PMID: 29507752

高血圧

「テーラーメイド」か "one-size-fits-all" か

「4種混合」降圧薬という公衆衛生学的な試み

"one-size-fits-all" とは1970年代に生まれた衣料業界の言葉で，日本語の「フリーサイズ」に相当する。高血圧の治療も「これ1粒，1日1回飲めばみんな大丈夫！」となれば話は簡単だが，血圧の高さと薬の効き具合には個人差があるので無理……と，通常は考えられている。しかし，降圧薬の増量や種類の追加が必要な場合でも，患者の意向や診察時間の不足などにより漫然と治療されることは少なくない[1]。また，同じ薬を増量しても，降下効果よりも副作用が強く出現してしまうこともある。

そこで，「4クラス（ARB，Ca^{2+}チャネル阻害薬，サイアザイド系，β遮断薬）の降圧薬を1/4量ずつあわせた合剤を使えば，それぞれの効果が発揮され副作用も少なめで済むのではないか？」という仮説を検証する小規模のパイロット研究がオーストラリアで行われた[2]。この研究では，イルベサルタン37.5 mg・アムロジピン1.25 mg・ヒドロクロロチアジド（HCTZ）6.25 mg・アテノロール12.5 mgの合剤を用い，平均58歳で来院時血圧が平均154/90 mmHgある高血圧患者21人をランダム化し，4週間ずつのクロスオーバーで比較した。すると，介入群では来院時血圧で平均22.4/13.1 mmHg，24時間測定血圧で18.7/14.2 mmHgの低下がみられた。有害事象としては立ちくらみが1例あったが一時的な中断後に軽快し，Cr値の上昇は12%未満と（研究グループによれば）許容範囲であった。

しかし，この研究は同じLancet誌上ですぐさま "procrustean"（個人差を考慮しない画一さを批判する言葉。ギリシャ神話に登場する盗賊プロクルステスによる残忍な拷問にちなむ）な方法だと強く批判されている[3]。研究規模が小さい，観察期間が短い，多種類の薬剤に曝露されることでアレルギーの危険が高まる，などがその理由だ。

これらの批判はもっともだが，留意したいのはこの研究が「4種混合ワクチン」にも似た公衆衛生学的な試みだということだ。確かに薬の種類が増えれば

アレルギーを起こす可能性は上がるが，そのリスクは地域全体の高血圧患者を確実に降圧して得られる利益ほど高くないかもしれない。また，いずれも低用量であれば，用量依存性の副作用はむしろ低減できる。こうした観点から，すでにスリランカではARB，Ca^{2+}チャネル阻害薬，β遮断薬を合わせたいわば「3種混合」薬を約700人の高血圧患者に用い，通常診療より有意に降圧目標が得られたと報告されている[4]。今後の検証は必要だが，いずれ研究が進めばこうした「混合降圧薬」の使用が広がるかもしれない。

ARB：アンジオテンシンⅡ受容体拮抗薬（angiotensin Ⅱ receptor blocker）

参考文献

1. Chow CK, Teo KK, Rangarajan S, et al. Prevalence, awareness, treatment, and control of hypertension in rural and urban communities in high-, middle-, and low-income countries. *JAMA*. 2013; 310: 959-968.　PMID: 24002282
2. Chow CK, Thakkar J, Bennett A, et al. Quarter-dose quadruple combination therapy for initial treatment of hypertension: placebo-controlled, crossover, randomised trial and systematic review. *Lancet*. 2017; 389: 1035-1042.　PMID: 28190578
3. Gabb GM, Mol PGM, Arnolda LF. A personalised or procrustean approach to treating hypertension? *Lancet*. 2017; 390: 26-27.　PMID: 28677555
4. Webster R, Salam A, de Silva HA, et al. Fixed low-dose triple combination antihypertensive medication vs usual care for blood pressure control in patients with mild to moderate hypertension in Sri Lanka: a randomized clinical trial. *JAMA*. 2018; 320: 566-579.　PMID: 30120478

高血圧

腎動脈狭窄へのステント留置： もう終わり？

複数のRCTで否定されたが， 有効な患者群がいるのも事実であり，その見極めが課題

　大腿動脈からアプローチする冠動脈造影が主流だった頃，通りがかりに腎動脈も造影して狭窄の有無をスクリーニングする慣習があった。ある報告では，スクリーニングされた患者の19%に50%以上の狭窄がみられ，狭窄のある群はない群に比べ高血圧の割合が有意に高かった[1]。狭窄があれば広げたくなるのが人情であり，降圧や腎機能改善がみられたという（非RCT）研究結果もあって，1990年代の後半には腎動脈狭窄の血管形成・ステント留置が世界的に大流行した（米国では1996年から2000年で件数が364%増加した）[2]。

　しかし，よかれと思って広げてみたものの，その効果をRCTで検証してみるといずれも有意差がなかった。まず，2000年のDRASTIC study[3]。180/100 mmHg程度の高血圧で50%以上腎動脈が狭窄した患者約100人を介入群とコントロール群（降圧薬のみ）で比較した研究だが，1年間の経過観察で両群間に血圧と腎機能に有意差はみられなかった。またSTAR study[4]は，約140人をランダム化して介入後に腎機能が回復するかを調べた欧州多国籍研究だが，これもまた有意差がなかった。そればかりか，ステントを受けたうち2名が手技中に死亡，1名が血腫の感染で死亡，1名がコレステロール塞栓症で透析依存になった。

　さらに，大規模研究であるASTRAL study[5]が英国で，CORAL study[6]が米国で行われた。前者は約800人をランダム化して腎機能と血圧への効果を調べたが，有意差はみられなかった。また後者は約900人をランダム化して心血管系イベント・死亡などのハード・エンドポイント[注]を調べたが，約5年間の経過観察で両群に有意差はなく，数字上はコントロール群のほうが優れていた。

　これらの結果を受けて，現在では冒頭のような「ついで」の腎動脈造影は"drive-by shooting"（ギャングなどが車を標的の至近距離に横付けして銃を発射し，そのまま車で逃げ去ること）と批判されるようになった。しかし，ステントに

よって腎機能の改善がみられる症例もあるのは事実であり，ASTRAL studyなどが「確実に血管形成が必要と考えられる症例」を治験から除外していることも見逃せない。実際，CORAL studyの後に出された，カテーテル治療のエキスパートたちによるコンセンサス声明[7]は「適応症例への手技は今後も必要」という立場を崩していない。今後は，本当に介入が利益になる群を見極めることが課題になるだろう。

注：重篤で基準が明確で客観的に判定可能なもの。腎臓内科領域では死亡，心血管系イベントのほか，末期腎不全なども含まれる。

RCT：ランダム化比較試験（randomized controlled trial）

参考文献

1. Rihal CS, Textor SC, Breen JF, et al. Incidental renal artery stenosis among a prospective cohort of hypertensive patients undergoing coronary angiography. *Mayo Clin Proc*. 2002; 77: 309-316.　PMID: 11936924

2. Murphy TP, Soares G, Kim M. Increase in utilization of percutaneous renal artery interventions by medicare beneficiaries, 1996-2000. *AJR Am J Roentgenol*. 2004; 183: 561-568.　PMID: 15333335

3. van Jaarsveld BC, Krijnen P, Pieterman H, et al. The effect of balloon angioplasty on hypertension in atherosclerotic renal-artery stenosis. Dutch Renal Artery Stenosis Intervention Cooperative Study Group. *N Engl J Med*. 2000; 342: 1007-1014.　PMID: 10749962

4. Bax L, Woittiez AJ, Kouwenberg HJ, et al. Stent placement in patients with atherosclerotic renal artery stenosis and impaired renal function: a randomized trial. *Ann Intern Med*. 2009; 150: 840-848.　PMID: 19414832

5. ASTRAL Investigators, Wheatley K, Ives N, et al. Revascularization versus medical therapy for renal-artery stenosis. *N Engl J Med*. 2009; 361: 1953-1962.　PMID: 19907042

6. Cooper CJ, Murphy TP, Cutlip DE, et al. Stenting and medical therapy for atherosclerotic renal-artery stenosis. *N Engl J Med*. 2014; 370: 13-22.　PMID: 24245566

7. Parikh SA, Shishehbor MH, Gray BH, et al. SCAI expert consensus statement for renal artery stenting appropriate use. *Catheter Cardiovasc Interv*. 2014; 84: 1163-1171.　PMID: 25138644

高血圧

140

高血圧をビビッと根治できるか

腎動脈の交感神経遮断は，現在も治験進行中である

腎移植をすれば透析がいらなくなるだけでなく，多くの場合に高血圧の薬が減り，他の薬も減る（膵腎同時移植をすればインスリンも不要になる）。このように，手術には内科的治療に難渋する疾患を劇的に根治する可能性があるが，腎動脈の交感神経遮断（renal sympathetic denervation）もそう期待される治療の1つだ。カテーテルで腎動脈にアプローチし，ラジオ波焼灼により腎臓に入っていく交感神経シグナルを遮断するこの処置は，レニン産生の低下，尿細管での体液貯留の改善，血管収縮の抑制などの機序で血圧を低下させると考えられている。

第1世代のデバイスはSimplicity®といい，欧米，豪州（およびニュージーランド）でSYMPLICITY HTN-2 trialが行われ[1]，3つの降圧薬（利尿薬を含まなくてもよい）を処方どおり飲んでも降圧効果の得られない患者にこの手術を行ったところ，6ヶ月後に収縮期血圧が平均32 mmHg下がった。この研究では，副作用として心配された腎機能悪化や腎血管狭窄はみられなかった（ただし，eGFRが45 mL/分/1.73 m^{2}以下の患者は除外されている）。焼灼後に神経が再生することも懸念されたが，2年間フォローアップしても降圧効果が持続していた[2]。

しかし，偽の手技（「Sham手術」）のコントロール群と比較したSYMPLICITY HTN-3 trial[3]では，降圧効果は得られたものの，意外なことにコントロール群でも同様に血圧が下がり，両群間に有意差がでなかった。原因として，ホーソン効果（治験を受けて注目されただけで病状が改善すること）の影響や，焼灼の技術的な問題（交感神経を効果的に遮断できていない）などが推察されている[4]。

その後も，各社が競い合うように第2世代の多電極デバイス（EnligHTN™，Simplicity Spiral®，Paradise®，Vessix®など）を治験中で，例えばEnligHTN™では36人の高血圧患者の収縮期血圧を24ヶ月間にわたって27 mmHg下げている[5]。これらの治験がうまくいけば，ほんとうに高血圧を「ビビッ」と根治できる日がそう遠くない将来にくるかもしれない。

eGFR：推算糸球体濾過量（estimated glomerular filtration rate）

参考文献

1. Symplicity HTN-2 Investigators, Esler MD, Krum H, et al. Renal sympathetic denervation in patients with treatment-resistant hypertension（The Symplicity HTN-2 Trial）: a randomised controlled trial. *Lancet*. 2010; 376: 1903-1909.　PMID: 21093036
2. Symplicity HTN-1 Investigators. Catheter-based renal sympathetic denervation for resistant hypertension: durability of blood pressure reduction out to 24 months. *Hypertension*. 2011; 5: 911-917.　PMID: 21403086
3. Bhatt DL, Kandzari DE, O'Neill WW, et al. A controlled trial of renal denervation for resistant hypertension. *N Engl J Med*. 2014; 370: 1393-1401.　PMID: 24678939
4. Schlaich MP. Renal sympathetic denervation: a viable option for treating resistant hypertension. *Am J Hypertens*. 2017; 30: 847-856.　PMID: 28338871
5. Worthley SG, Wilkins GT, Webster MW et al. Safety and performance of the second generation EnligHTN™ Renal Denervation System in patients with drug-resistant, uncontrolled hypertension. *Atherosclerosis*. 2017; 262: 94-100.　PMID: 28531827

高血圧

高血圧をワクチンで治療!?

ヒトでの降圧ワクチンの治験が始まっている

「高血圧をワクチンで治療する」と聞いても，にわかには信じられないかもしれない。しかし，ポリオワクチンが開発された1950年代から，その試みはあった。主な方法としては，RAA系の標的分子を抗原とする抗体の産生が提案されているが，通常，免疫は自己抗原に対して抗体を作らない。そこで，これらの標的分子に免疫反応を惹起する他者抗原（ウイルス類似ペプチド，スカシ貝由来のKLH蛋白など）をカップリングさせる工夫がなされている。

レニン，アンジオテンシン I，アンジオテンシン II，アンジオテンシン II 1型受容体（AT1R）などを標的にしたさまざまなワクチンが開発されているが，現時点では動物実験での成果に留まっている。例えばアンジオテンシン II とウイルス類似ペプチドを組み合わせた CYT006-AngQb ワクチンは，抗体価を維持できず降圧効果も弱いため治験は第2相までで中止になった。それでも，2018年からはオーストラリアでアンジオテンシン II-DNA ワクチン AGMG 0201 の治験が始まっている。DNA ワクチンは抗原となる蛋白をコードするプラスミドで，蛋白ワクチンと違って宿主細胞に取り込まれるので，効果が持続すると期待されている。

抗高血圧ワクチンは，高い抗体価と降圧効果を維持し，副反応（免疫反応や，DNA ワクチンの場合は一種の遺伝子組み換えであり長期の影響が読めない）を防ぎ，かつ降圧されすぎない（降圧ワクチンを打って昇圧薬がいるのでは本末転倒だ）……など，原理的な課題がとても多い。それでも，降圧薬のいらなくなるワクチンは（発展途上国か先進国かを問わず）極めて魅力的な治療選択肢であり，成功すればノーベル賞にも匹敵する偉業だ。可能性は低くても "never say never"（ゼッタイ無理，とはゼッタイ言うな）である。

RAA：レニン−アンジオテンシン−アルドステロン（renin-angiotensin-aldosterone），AT1R：アンジオテンシン II 1型受容体（angiotensin II type 1 receptor）

参考文献

1. Nakagami H, Morishita R. Recent advances in therapeutic vaccines to treat hypertension. *Hypertension*. 2018; 72: 1031-1036.　PMID: 30354822

142

NSAIDsは副作用の宝庫

NSAIDsは高血圧や高K血症にも注意

　NSAIDsは外来で頻用される処方薬の1つであり，その副作用には精通している必要がある。2017年度の国内売上高はセレコックスが約483億円で，これは全体の16位であった（ちなみにロキソニンは365億円で30位）。

　NSAIDsで最も注意されているのはおそらくAKIである。NSAIDsが輸入細動脈の拡張を阻害することで腎血流を低下させ，GFRを低下させることでAKIの原因となることはよく知られている。ARBや利尿薬との3剤併用の「トリプルパンチ」では特にAKIのリスクが高くなる[1]。その他にも，蛋白尿（ネフローゼ症候群），間質性腎炎，低Na血症の原因となることも知られている。

　上記の他，NSAIDsの副作用として特に注意が必要となるのは高血圧や高K血症である。プロスタグランジンは多様な作用をもっており，NSAIDsによるその産生抑制は，さまざまな影響を及ぼす（図）[2]。1つにはNaの貯留が起こり，高血圧となる。また，レニン産生の70%はプロスタグランジンに依存しているため，低レニン低アルドステロン血症から，高K血症となる。

　外来通院中の患者で，最近なぜか血圧や血清K値が高い，という人がいたら，食事や薬のコンプライアンスを疑う前に，市販の鎮痛薬を内服していないか，あるいは整形外科でNSAIDsを処方されていないかを一度聞いてみる必要がある。

NSAIDs：非ステロイド性抗炎症薬（nonsteroidal anti-inflammatory drugs），AKI：急性腎障害（acute kidney injury），GFR：糸球体濾過量（glomerular filtration rate），ARB：アンジオテンシンⅡ受容体拮抗薬（angiotensin Ⅱ receptor blocker）

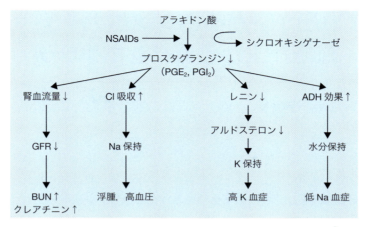

図　NSAIDsによるプロスタグランジン産生の抑制とその副作用[2]

参考文献

1. Lapi F, Azoulay L, Yin H, et al. Concurrent use of diuretics, angiotensin converting enzyme inhibitors, and angiotensin receptor blockers with non-steroidal anti-inflammatory drugs and risk of acute kidney injury: nested case-control study. *BMJ*. 2013; 346: e8525.　PMID: 23299844
2. White WB. Defining the problem of treating the patient with hypertension and arthritis pain. *Am J Med*. 2009; 122: S3-S9.　PMID: 19393824

143

血圧が下がる心タンポナーデ，血圧が上がる腎タンポナーデ

腎タンポナーデ（Page kidney）は二次性高血圧の原因となる

　心タンポナーデでは血圧は下がるが腎タンポナーデでは逆に血圧が上昇する。Page kidneyとは，腎被膜下血腫などで生じた腎タンポナーデによりゲロタ（Gerota）筋膜内の圧が上昇し，腎血流が低下することによる二次性高血圧を伴う病態のことをいう。イヌを用いた動物実験において，腎臓にセロファンテープを巻くことで腎血流が低下し，レニン・アンジオテンシンの産生が増えて高血圧が起こることを，1939年にアーウィン・ページ（Irwin Page）が報告したことからPage kidneyと呼ぶようになった。最初の症例報告は1955年にされている。

　外傷や腎生検などにより腎被膜下血腫を生じ，その後，高血圧が出現した際にはPage kidneyを疑う必要がある。また，Page kidneyにはさらにAKIが合併することがある。内科的な管理のみで改善を認めた症例も報告されているが，出血のコントロールが最も重要である。血腫は経皮的ドレナージが必要となることが多い。

AKI：急性腎障害（acute kidney injury）

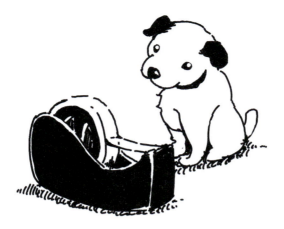

参考文献

1. Page IH. The production of persistent arterial hypertension by cellophane perinephritis. *JAMA* 1939; 113: 2046-2048.　DOI: 10.1001/jama.1939.02800480032008
2. Engel WJ, Page IH. Hypertension due to renal compression resulting from subcapsular hematoma. *J Urol*. 1955; 73: 735-739.　PMID: 14368713

144 血圧のfine tuningには圧受容体が大切

乱高下する高血圧患者をみたら，
頸部の外傷や放射線治療歴などにも注意する

　圧受容体は頸動脈球や大動脈弓などの太い血管に存在し，血圧の変化を感知している。そして，血圧の変化を感知した圧受容体は，その信号を舌咽神経と迷走神経を介して脳幹の孤束核に伝え，そこから今度は遠心性に交感神経や副交感神経の調節が起きるので，血圧の急激な上昇と低下を食い止めることができる。

　この反射が障害されることを圧反射障害(baroreflex failure)というが，血圧の細かな調節がきかないので，ドッとノルアドレナリンがでて，グワッと血圧が上がる(血圧の乱高下だけでなく，情緒不安定，ほてり，冷汗なども起こる[1])。典型的な症例では，頸動脈の内膜切除術後に血圧が急に上がり，診察しようにも患者が大泣きしていて話にならない，というドラマチックな状況になる。

　ほかにも頸部の外傷，頸部の放射線治療，頸動脈周囲の腫瘍，脳幹梗塞などが圧反射障害の原因になりうる。診断のためα刺激薬などの昇圧薬，ニトロプルシドなどの降圧薬を用いて反応をみる場合もあるが，多くは上記のような特徴的な病歴から診断される。降圧治療は中枢と末梢で交感神経を抑制するクロニジンが第1選択で，典型的には著効する。逆に迷走神経が強すぎて低血圧の場合は塩分負荷や鉱質コルチコイドが試みられる。

　頸動脈をマッサージすると失神することは古代ギリシャでも知られており，「眠りに落ちる」を意味するギリシャ語"*karoun*"はcarotid（頸動脈）の語源にもなっている。圧反射自体はそれくらい「常識」だったわけだから，現代の私たちも高血圧の原因疾患として圧反射障害をぜひ頭に入れておきたい[注]。

注：頸静脈を意味するjugularは頭と胴体の「結合」を意味するラテン語の"*eugulum*"に由来する。

参考文献

1. Robertson D, Hollister AS, Biaggioni I, et al. The diagnosis and treatment of baroreflex failure. *N Engl J Med*. 1993; 329: 1449-1455.　PMID: 8413455

2. Ketch T, Biaggioni I, Robertson R, et al. Four faces of baroreflex failure: hypertensive crisis, volatile hypertension, orthostatic tachycardia, and malignant vagotonia. *Circulation*. 2002; 105: 2518-2523.　PMID: 12034659

ステロイドが高血圧に効く!?

サイアザイド系利尿薬による著明な低K血症が，GRA診断の手がかりになる

　ステロイド合成の経路は複雑で，筆者の暗記できる限界を越えているが，それでもステロイド合成に関連して腎臓内科医として知っておかなければならない疾患が2つある。1つは見かけの鉱質コルチコイド過剰(AME)症候群(甘草などによる11βヒドロキシラーゼ阻害がよく知られている)，もう1つが糖質コルチコイド反応性アルドステロン症(GRA)だ。

　GRAはその名のとおり「(少量の)ステロイドで改善するアルドステロン症」である。GRAは，11βヒドロキシラーゼ遺伝子の一部とアルドステロン合成酵素遺伝子が融合してキメラ遺伝子を作るため，アルドステロン合成が完全に副腎皮質刺激ホルモン(ACTH)支配下に置かれてしまうために生じる病態だ。またその結果，18-オキソコルチゾール，18-ヒドロキシコルチゾールといった代謝産物も大量に作られる[1]。

　GRAはその多くが家族性であり，顕性(優性)遺伝で若い患者が多い。原発性アルドステロン症(PA)に比べて，低K血症を伴うことが少ないのが特徴である。その原因には，ACTH支配下にあるためアルドステロンの分泌に日内変動があること，K摂取によりアルドステロン分泌が促進されないことなどが考えられている。

　その一方で，GRA患者にサイアザイド系利尿薬を投与すると，集合管でNa^+再吸収が増えるぶんK^+排泄が亢進し，著明な低K血症をきたす(これが診断の手がかりになる)。

　検査所見ではアルドステロン値の上昇とレニン活性の低下(ただしPAほどではない)がみられ，確定診断は遺伝子検査が主流である。主な治療は少量の糖質コルチコイドの眠前投与(朝のACTHサージを抑えるため)だが，アルドステロン受容体阻害薬などが試されることもある。

GRA：糖質コルチコイド反応性アルドステロン症(glucocorticoid-remediable aldosteronism)，

AME：見かけの鉱質コルチコイド過剰（apparent minerarocorticoid excess），PA：原発性アルドステロン症（primary hyperaldosteronism），ACTH：副腎皮質刺激ホルモン（adrenocorticotropic hormone）

参考文献

1. Halperin F, Dluhy RG. Glucocorticoid-remediable aldosteronism. *Endocrinol Metab Clin North Am*. 2011; 40: 333.　PMID: 21565670

ネフロン・エンダウメントとSNGFR

腎疾患や血圧についての病態生理を説明する重要な概念

　高血圧家系のドナーから腎移植を受けたレシピエントは，高血圧家系でないドナーから受けたレシピエントに比べて高血圧になりやすいという報告がある[1]。「腎臓と一緒に血圧まで移植している」という刺激的な題名のついたこの論文によれば，交絡する免疫抑制剤の量や腎機能などを考慮しても，ドナーが高血圧家系かどうかで血圧の値に有意差がみられた。

　この現象を説明しうる理由の1つに，ネフロン数がある。出生体重が少ないほど思春期や成人になってから高血圧になりやすいことはよく知られており，研究によっては出生体重が1 kg少ないごとに収縮期血圧が約10 mmHg高くなるという相関も報告されている[2]。もって生まれたネフロン数で血圧が決まるとは運命論的だが，こうした「ネフロンは天からの大事な授かりもの」という考え方をネフロン・エンダウメント（"endow"は「授ける」という意味）という。

　しかし「ネフロンが少ないから高血圧になる」というが，「高血圧だからネフロンが減る」とも考えられるのではないか？　その問いはもっともであり，ネフロン・エンダウメントはネフロンの数だけでなく，働き（単一ネフロン糸球体濾過量：SNGFR）の点からも論じられることが多い。SNGFRは，1個の糸球体を取り出して輸入細動脈や輸出細動脈の圧などから計算することもできるが，通常はGFRをネフロン数で割った平均で代用される。

　では，ネフロン数とSNGFRにはどんな関係があるのか？　ネフロン数の少ない動物モデルはSNGFRが代償的に高いぶん，高血圧や尿蛋白が出やすい[3]。逆に，健康とされる生体腎移植のドナーでは，年齢が上がるごとにネフロン数とGFRが少しずつ下がるものの，SNGFR自体は一定に保たれていた[4]。こうしたことから，現在ではSNGFRが高くなる→腎臓の負担が増える→ネフロン数が（糸球体硬化などで）減る→さらにSNGFRが高くなる，という悪循環が考えられている（図）[5]。

　再生医学が発達しないかぎり，後天的に自分のネフロン数を増やすことはで

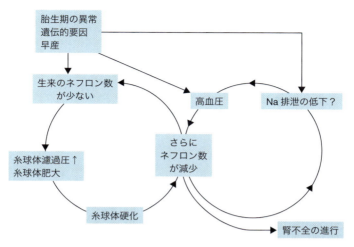

図　ネフロン数の少なさと腎機能不全の悪循環に関するモデル

きない。限りあるネフロン（と命）を，大切にしたいものである。

SNGFR：単一ネフロン糸球体濾過量（single nephron glomerular filtration rate）

参考文献

1. Guidi E, Menghetti D, Milani S, et al. Hypertension may be transplanted with the kidney in humans: a long-term historical prospective follow-up of recipients grafted with kidneys coming from donors with or without hypertension in their families. *J Am Soc Nephrol*. 1996; 7: 1131-1138.　PMID: 8866403
2. Huxley RR, Shiell AW, Law CM, The role of size at birth and postnatal catch-up growth in determining systolic blood pressure: a systematic review of the literature. *J Hypertens*. 2000; 18: 815-831.　PMID: 10930178
3. Alexander BT. Placental insufficiency leads to development of hypertension in growth-restricted offspring. *Hypertension*. 2003; 41: 457-462.　PMID: 12623943
4. Denic A, Mathew J, Lerman LO, et al. Single-nephron glomerular filtration rate in healthy adults. *N Engl J Med*. 2017; 376: 2349-2357.　PMID: 28614683
5. Taal Maarten, Chertow Glenn, Marsden Philip, et al. *Brenner and Rector's the Kidney, 9th*. W B Saunders Co Canada Ltd., 2011

腎臓は匂いを嗅いでいる

腎臓に分布する嗅覚受容体は，レニン産生を亢進している可能性がある

近年，腸内細菌叢の人体への影響が注目を集め，腎臓領域では「腸腎連関」という概念が流行している。腸内細菌叢に「悪玉菌」が増えると，蛋白結合率が高く透析性の乏しい尿毒素が産生されるという問題がよく指摘されるが[1]，さらに腸内細菌叢は腎臓に影響して血圧までもコントロールしているらしいことが分かってきた。

腎臓には鼻腔の嗅細胞にあるのと同じ化学受容体である嗅覚受容体（OR）が，分かっているだけで少なくとも10種類発現している。そしてその1つOlfr78は，ネフロンの輸入細動脈において腸内発酵により生じた酢酸や酪酸などの短鎖脂肪酸を感知してレニン産生を高める可能性がマウスで示された[2]。この受容体はマウスだけでなく，ヒト（OR51E2），ウマ，ゾウなど広く種を越えて保存されているので，それだけ重要な役割を果たしていると推察される。

それにしても腎臓に嗅細胞と同じ受容体があるのは驚きであり，国際誌に「あなたの腎臓が匂いを嗅ぐ仕組み」という刺激的なタイトルのレビューが組まれたりもしているが[3]，実際にはOlfr78は腎臓だけでなく心筋や末梢血管床にも分布している。そして末梢血管では，別の短鎖脂肪酸受容体で血管収縮を起こすGpr41に拮抗する作用をもつことが示されている[4]。

なお現在，腸内細菌叢のように複数種類あるゲノムを一気に調べるメタゲノミクスの研究が世界中で始まっている（米国では"NIH human microbiome project"，欧州は"metagenomics of human intestinal tract"，中国は深圳華大基因研究院など。日本では東京大学大学院新領域創成科学研究科が中心に研究している）。今後これらの理解が進めば，「血圧に効く善玉菌」を増やす治療法の開発など，臨床応用にもつながるかもしれない。

OR：嗅覚受容体（olfactory receptor）

参考文献

1. 三島英換，阿部高明。見えてきた腸腎連関の存在。日本内科学会雑誌。2017；106：919-925

2. Pluznick JL, Protzko RJ, Gevorgyan H, et al. Olfactory receptor responding to gut microbiota-derived signals plays a role in renin secretion and blood pressure regulation. *Proc Natl Acad Sci U S A*. 2013; 110: 4410-4415.　PMID: 23401498

3. Shepard BD, Pluznick JL. How does your kidney smell? Emerging roles for olfactory receptors in renal function. *Pediatr Nephrol*. 2016; 31: 715-723.　PMID: 26264790

4. Pluznick JL. Renal and cardiovascular sensory receptors and blood pressure regulation. *Am J Physiol Renal Physiol*. 2013; 305: F439-444.　PMID: 23761671

マナティーと妊娠高血圧腎症

妊娠高血圧腎症にはsFlt-1などの
さまざまな血管新生亢進・阻害因子が関与している

マナティーとジュゴンという海牛目の2種には生息域などいくつかの違いがあるが，意外に知られていないのが角膜内の血管の有無だ[1]。動物（ヒトを含む）の角膜には血管が生えていないが，実は角膜には強力な血管新生因子である血管内皮細胞増殖因子（VEGF)-Aがあり，放っておけば血管が生えてしまう。しかし，角膜にはsFlt-1という蛋白（VEGF受容体蛋白の一部）があり，これがVEGF-Aをトラップするため，VEGF-AはVEGF受容体に作用できない。マナティーにはこのsFlt-1がないため，角膜に血管が生える[2]。

興味深い事実だ……が，腎臓内科に何か関係があるのだろうか？　これが，あるのだ。実は，かねてより，sFlt-1は妊娠高血圧腎症の原因ではないかと注目されている[3]。妊娠高血圧腎症は高血圧，蛋白尿などを伴う妊娠後期の合併症だが，その本態は内皮細胞障害だと考えられており，実際，腎病理では異常な内皮細胞が糸球体に増殖する内皮症（endotheliosis）という像がみられる[4]。

胎盤では子宮側の動脈と胎児側の血管が絡み合う構造を作るためにさまざまな血管新生亢進因子と血管新生抑制因子が母児双方から放出される。sFlt-1は胎児側の細胞性栄養膜で産生されVEGFや胎盤増殖因子（PlGF）を抑制するが，これが母体の血中に入り，内皮細胞を障害すると考えられている。動物モデルでは内皮細胞障害と妊娠高血圧腎症を起こすことが示され[5]，妊娠高血圧腎症患者でも血中のsFlt-1濃度が有意に高い[6]。

ただし，どうして妊娠高血圧腎症で胎盤のsFlt-1産生が亢進するのかは分かっていない。子宮動脈の発達不全による虚血で誘導されるというのが通説だが，どちらが原因でどちらが結果かは証明されていないのだ。また，sFlt-1以外にも糖蛋白の可溶性エンドグリンなどさまざまな因子が病態に関わっていることが分かっている[7]。

内皮細胞障害は糖尿病などさまざまな疾患に関係する重要な現象でもあり，今後解明が進んで治療に役立つことが期待される。視力が弱くもっぱら聴覚に

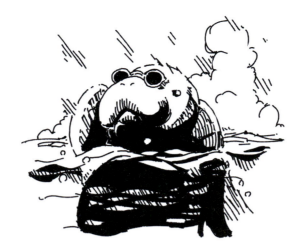

頼って生活しているマナティーだが，その瞳に映る血の色の世界には，内皮細胞の働きを解明する重要なカギが隠れているのかもしれない．

VEGF：血管内皮細胞増殖因子（vascular endothelial growth factor），PlGF：胎盤増殖因子（placental growth factor）

参考文献

1. Harper JY, Samuelson DA, Reep RL. Corneal vascularization in the Florida manatee (Trichechus manatus latirostris) and three-dimensional reconstruction of vessels. *Vet Ophthalmol*. 2005; 8: 89-99.　PMID: 15762922
2. Ambati BK, Nozaki M, Singh N, et al. Corneal avascularity is due to soluble VEGF receptor-1. *Nature*. 2006; 443: 993-997.　PMID: 17051153
3. Hladunewich M, Karumanchi SA, Lafayette R. Pathophysiology of the clinical manifestations of preeclampsia. *Clin J Am Soc Nephrol*. 2007; 2: 543-549.　PMID: 17699462
4. Strevens H, Wide-Swensson D, Hansen A, et al. Glomerular endotheliosis in normal pregnancy and pre-eclampsia. *BJOG*. 2003; 110: 831-836.　PMID: 14511965
5. Maynard SE, Min JY, Merchan J, et al. Excess placental soluble fms-like tyrosine kinase 1 (sFlt1) may contribute to endothelial dysfunction, hypertension, and proteinuria in preeclampsia. *J Clin Invest*. 2003; 111: 649-658.　PMID: 12618519
6. Levine RJ, Maynard SE, Qian C, et al. Circulating angiogenic factors and the risk of preeclampsia. *N Engl J Med*. 2004; 350: 672-683.　PMID: 14764923
7. Zeisler H, Llurba E, Chantraine F, et al. Predictive value of the sFlt-1: PlGF ratio in women with suspected preeclampsia. *N Engl J Med*. 2016; 374: 13-22.　PMID: 26735990

索 引

欧文

数字・ギリシア文字

0.9%NaCl液	159, 163
6のルール	54
βhCG（human chorionic gonadotropin subunit β）	31

アルファベット

ACE（angiotensin-converting enzyme）	35
ACE阻害薬	266
ACTH（adrenocorticotropic hormone）	284
ADH（antidiuretic hormone）	19, 47
妊娠	31
ビア・ポトマニア	56
ADH分泌異常症候群 → SIADHをみよ	
AG（anion gap）	84, 86
AIN（acute interstitial nephritis）	145, 174, 176
AKI（acute kidney injury）	6, 120
ICU	100
サバイバー	124
腎予後	124
正常血圧性虚血性——	143
altruistic donor	251
AMPK（AMP-activated protein kinase）	33
anion	94
anticoagulant related nephropathy	150
ARB（angiotensin II receptor blocker）	35, 266
arteriosclerosis	198
ASDN（aldosterone sensitive distal nephron）	25
ATN（acute tubular necrosis）	155
baroreflex failure	282
Bartter症候群	117

BD（base deficit）	92
BE（base excess）	92
beer potomania	14, 16, 56
BSS（buffered salt solution）	163
Ca濃度	10
calcium-alkali syndrome	41
cardiorenal syndrome	152
CaSR（Ca^{2+} sensing receptor）	22
cation	94
Cbfa-1（core-binding factor α subunit 1）	198
CCr（creatinine clearance）	6, 214
central diabetes insipidus	47
chlorthalidone	268
CKD（chronic kidney disease）	6, 170
運動療法	188
教育入院	186, 187
食事	113
チェックリスト	184
妊娠	215
メトホルミン	96
Cl（塩素）	29, 117
CLL（chronic lymphocytic leukemia）	71
CPS1（carbamoyl phosphate synthetase I）	33
Cr値	154
腎代替療法	214
生命予後	122
透析	174
入院	137
crash diet potomania	14, 16
CRF（chronic renal failure）	170
CRRT（continuous renal replacement therapy）	218
CUL3（Cullin 3）	27
DASH食	260
DCAD（dietary cation-anion difference）	109

293

DCT1（distal convoluted tubule 1） 25
dehydration 136
desalination 46
dializability 223
DKD（diabetic kidney disease） 179
DOC（11-deoxycorticosterone） 31, 35

Edelman の式 52
eGFR（estimated glomerular filtration rate） 4
ENaC（epithelial Na^+ channel） 22, 25, 65
endotheliosis 290
estivation 37
ESWL（extracorporeal shock wave lithotripsy） 206

Fanconi 症候群 105
fasting hyperkalemia 73
FE_{UA}（fractional excretion of uric acid） 19
FENa（fractional excretion of sodium） 6, 258
FGF23（fibroblast growth factor 23） 198

GFR（glomerular filtration rate） 4, 6, 31
Gitelman 症候群 27, 117
Gordon 症候群 27
GRA（glucocorticoid-remediable aldosteronism） 284

HCO_3^- 濃度 92, 115
HELLP 症候群 31
hepatorenal syndrome 152
HIF（hypoxia inducible factor） 132
HMG-CoA（hydroxymethylglutaryl-CoA） 198
homeostasis 109
hyperkalemic periodic paralysis 78
hypokalemic periodic paralysis 73

INR（prothrombin time-international normalized ratio） 150
ischemic pre-conditioning 132

K 濃度 67, 218, 262

K 排泄 66
KEAP1（Kelch-like ECH-associated protein 1） 181
KIM-1（kidney injury molecule 1） 139
KLHL3（Kelch-like 3） 27

L-FABP（liver-type fatty acid-binding protein） 139
LSM（liver stiffness measurement） 192

MDRD（Modification of Diet in Renal Disease） 194
Mg 濃度 204
Mg 負荷試験 42
milieu intérieur 109
MRA（mineralocorticoid receptor antagonist） 35
mTOR（mammalian target of rapamycin） 33

Na 欠乏性脱水 166
Na 摂取量 258
Na 濃度 52, 115
Na 排泄分画（FENa） 258
NAE（net acid excretion） 111
NCC（Na^+/Cl^- cotransporter） 25, 27, 29, 67
NEAP（net endogenous acid production） 111
nephrogenic diabetes insipidus 22, 47
NGAL（neutrophil gelatinase-associated lipocalin） 139
NHE3（Na^+/H^+ exchanger 3） 102
NKCC2（$Na^+/K^+/2Cl^-$ symporter） 22, 102
normal saline 159
Nrf2（neuclear factor erythroid 2-related factor 2） 33, 181
NSAIDs（nonsteroidal anti-inflammatory drugs） 142, 278

ODS（osmotic demyelination syndrome） 52, 54
oliguria 12
OR（olfactory receptor） 288

294

P（リン）	198, 200, 231
P 濃度	218
PA（primary hyperaldosteronism）	284
Page kidney	280
PCSK9（proprotein converts subtilisin/ kexin type 9）	198
PEW（protein energy wasting）	194
PGC1α（peroxisome proliferator- activated receptor γ, coactivator 1α）	33
PPI（proton pump inhibitor）	176
PRAL（potential renal acid load）	111
pseudohyperkalemia	71
quercetin	33
RAA（renin-angiotensin-aldosterone）	37
K⁺排泄	65
尿細管性アシドーシス	105
妊娠	31
ワクチン	276
RAA 系阻害薬	74, 179
RAA 系の障害による（4 型）尿細管性アシ ドーシス	105
RAS（renin-angiotensin system）阻害薬	
NSAIDs	142
シックデイルール	134
高 K 血症	72, 76
renalism	147, 172
reset osmostat	31
RIPC（remote ischemic pre-conditioning）	132
ROMK（renal outer medullary K⁺ channel）	22, 25, 65, 69
RPGN（rapidly progressive glomerulonephritis	174

RRT（renal replacement therapy）	214
RTA（renal tubular acidosis）	105
SCN4A	78
SGK1（serum glucocorticoid kinase 1）	33
SIADH（syndrome of inappropriate secretion of antidiuretic hormone）	19, 47
飲水制限	50
治療戦略	48
SID（strong ion difference）	88
SIRT1（sirtuin 1）	33
SIRT5（sirtuin 5）	33
Sjögren 症候群	107
SNGFR（single nephron glomerular filtration rate）	286
SPRINT study	190
Stewart 法	88
tea and toast diet	14, 16
TMAO（trimethylamine *N*-oxide）	196
total osmolality	227
urinary calculus	39
UT-A1（urea transporter A1）	37
VEGF（vascular endothelial growth factor）	290
volume depletion	166
volume overload	225
WNK（WNK lysine deficient protein kinase）	25, 27, 29

和文

あ

アクアポリン	22, 33
アザチオプリン	246
アシドーシス	216
圧反射障害	282
アテノロール	270
アニオン	94
アニオンギャップ	84, 86
アムロジピン	270
アルカローシス，透析	216
アルドステロン	25, 35
アンジオテンシンⅡ	25
アンジオテンシンⅡ受容体拮抗薬（ARB）	
	35, 266
アンジオテンシン変換酵素（ACE）阻害薬	
	35, 266
アンモニア	102

イルベサルタン	270
飲水制限	50
院内腎臓内科コンサルト	130

内向き整流 K^+ チャネル → ROMK をみよ	
運動療法	188

エリスロマイシン	250
遠位（1型）尿細管性アシドーシス	
	105, 107
遠隔虚血プレコンディショニング（RIPC）	
	132
塩素	29

か

過剰塩基量	92
カチオン	94
活性型ビタミン D 製剤	41
過補正	54
夏眠	37
カルシウム・アルカリ症候群	41
カルバモイルリン酸シンターゼⅠ型	
（CPS1）	33

肝硬度（LSM）	192
緩衝食塩液（BSS）	163
肝腎症候群	152
肝臓型脂肪酸結合蛋白（L-FABP）	139
緩和ケア	237

偽性高 K 血症	71
嗅覚受容体（OR）	288
急性腎障害（AKI）	6, 120
ICU	100
腎予後	124
急性低 Na 血症	58
急性尿細管壊死（ATN）	155
急性尿細管間質性腎炎（AIN）	
	145, 174, 176
急速進行性糸球体腎炎（RPGN）	174
強イオン差（SID）	88
教育入院	186, 187
近位（2型）尿細管性アシドーシス	105

クエルセチン	33
クマ	33
クラリスロマイシン	250
クレアチニンクリアランス（CCr）	6, 214

血液ガス	86
血管内皮細胞増殖因子（VEGF）	290
血尿	2
減塩	210, 254, 255
原発性アルドステロン症（PA）	284

高アンモニア血症，透析	219
高 K 血症	
Gordon 症候群	27
NSAIDs	278
アルドステロン	25
医原性	72, 76
偽性――	71
細胞内シフト	73
薬剤性――	65, 74
高 K 性周期性四肢麻痺	78
高 Ca 血症	22
高 Ca 尿症	210

抗凝固薬関連腎症	150
高血圧，NSAIDs	278
膠質液	161
鉱質コルチコイド受容体拮抗薬（MRA）	35
高シュウ酸尿症	39
好中球ゼラチナーゼ結合性リポカリン	
（NGAL）	139
高 Na 血症	59, 61
高乳酸血症	98
高尿酸血症	202
抗利尿ホルモン（ADH）	19, 47
妊娠	31
ビア・ポトマニア	56
抗利尿ホルモン分泌異常症候群（SIADH）	
	19, 47
飲水制限	50
治療戦略	48
高 P 血症	204, 231
コレラ	157

さ

サーチュイン 1（SIRT1）	33
サイアザイド系利尿薬	27, 268, 284
酸，電離式	113
酸塩基平衡，推定	84
酸排泄	102, 111
酸負荷	111
糸球体濾過量（GFR）	4, 6, 31
持続的腎代替療法（CRRT）	218
シックデイルール	41, 134
シュウ酸カルシウム結石	39
自由水クリアランス	17, 50
晶質液	161
上皮型 Na$^+$チャネル（ENaC）	22, 65
食塩摂取量	254, 255
腎アンギーナ	139
腎移植	
誤解	239
成績	245
総医療費	240
平均余命	242
免疫抑制剤	248
腎後性急性腎障害	6
心腎症候群	152

腎髄質外部 K$^+$チャネル（ROMK）	
	22, 25, 65, 69
腎性尿崩症	22, 47
腎前性急性腎障害	6
腎代替療法（RRT）	214, 218
腎タンポナーデ	280
浸透圧クリアランス	17
浸透圧性脱髄症候群（ODS）	52, 54
推算糸球体濾過量（eGFR）	4
推定内因性酸産生量（NEAP）	111
水分欠乏性脱水	166
ステント留置	272
ストルバイト	82
スピロノラクトン	74
正常血圧性虚血性 AKI	143
生着率	244
生理食塩液	159, 163
線維芽細胞増殖因子 23（FGF23）	198
潜在的腎臓酸負荷（PRAL）	111
造影剤	227
総酸排泄量（NAE）	111
総浸透量	227

た

体液過剰	225
体液量	192
体外衝撃波結石砕破術（ESWL）	206
代謝性アシドーシス	27
代謝性アルカローシス	27, 115
タクロリムス	246
タゾバクタム	155
多尿	22
単一ネフロン糸球体濾過量（SNGFR）	
	286
炭酸脱水酵素阻害薬	264
中枢性尿崩症	47
低 K 血症	
Gitelman 症候群	27
医原性	72, 76
サイアザイド系利尿薬	284

細胞内シフト	73
腎性尿崩症	22
低 Mg 血症	69
Mg 欠乏	42
低 K 性周期性四肢麻痺	73
低酸素誘導因子（HIF）	132
低 Na 血症	
急性――	58
ビア・ポトマニア	56
偏食	14
補正	54
輸液	46
低 Mg 血症	42, 69
デオキシコルチコステロン（DOC）	
	31, 35
テルミサルタン	266
糖質コルチコイド反応性アルドステロン症	
（GRA）	284
透析	
ICU	100
終末期医療	235
適応基準	215
平均余命	242
透析性	223
糖尿病性腎臓病	179
動脈硬化	198
冬眠	33, 98
トリメチルアミン–N–オキシド（TMAO）	
	196
トルバプタン	48
な	
内皮症	290
ニシキガメ	98
乳酸アシドーシス，透析	219
尿細管性アシドーシス（RTA）	105
RAA 系の障害による（4 型）――	105
遠位（1 型）――	105, 107
近位（2 型）――	105
尿酸	19, 20
尿酸結石	39
尿潜血試験紙法	2
尿素	221

SIADH	49
窒素排泄	102
排泄	20
尿素輸送体-A1（UT-A1）	37
尿蛋白 Cr 比	144
尿蛋白定性	8
尿中好酸球	145
尿中尿酸排泄（FE_{UA}）	19
尿張度	54
尿毒症	221
尿 Na 分画排泄率（FENa）	6
尿 pH	82, 212
尿量	128, 214
尿路結石	39, 212
CKD	206
飲水量	208
尿細管性アシドーシス	105
妊娠高血圧腎症	290
妊孕性	246
ネコ	196
ネフロン・エンダウメント	286
脳浮腫	58, 61
は	
ハイギョ	35, 37
バルドキソロン	181
バンコマイシン腎症	155
ビア・ポトマニア	14, 56
非ステロイド性抗炎症薬（NSAIDs）	
	142, 278
ヒト絨毛性ゴナドトロピン–β サブユニッ	
ト（β hCG）	31
ヒドロキシメチルグルタリル CoA	
（HMG-CoA）	198
ヒドロクロロチアジド	268, 270
ピペラシリン	155
副腎皮質刺激ホルモン（ACTH）	284
不足塩基量	92
フロセミド	136
プロタンパク質転換酵素サブチリシン/	
ケキシン 9 型（PCSK9）	198

プロトロンビン時間（INR）	150
プロトンポンプ阻害薬（PPI）	176
ヘビ咬傷	148
ヘモグロビン尿	2
ペルオキシソーム増殖活性化受容体γ共役因子1α（PGC1α）	33
乏尿	12

ま

マナティー	290
慢性腎臓病（CKD）	170
FENa	6
運動療法	188
教育入院	186, 187
食事	113
チェックリスト	184
妊娠	215
メトホルミン	96
慢性腎不全（CRF）	170
慢性リンパ球性白血病	71
ミオグロビン尿	2
味覚障害	187
水中毒	58
水の神話	208
ミルク・アルカリ症候群	41
ミルク・フィーバー	109
無機リン酸	200
メトホルミン	96
免疫抑制剤	248
モザバプタン	48

や

薬剤性高K血症	65

有機リン酸	200
輸液，ICU	100
溶質	16

ら

ラジオ波焼灼	274
ラミプリル	266
利他的ドナー	251
リチウム	22
利尿薬	117, 264
AKI	128
フロセミド負荷試験	136
リン（P）	198, 200, 231
リンゲル液	159
リン酸カルシウム結石	39
レニン	288
レニン–アンジオテンシン–アルドステロン（RAA）	
K^+排泄	65
尿細管性アシドーシス	105
妊娠	31
ハイギョ	37
ワクチン	276
レニン–アンジオテンシン–アルドステロン系阻害薬	74, 179
レニン–アンジオテンシン系（RAS）阻害薬	
NSAIDs	142
高K血症	72, 76
シックデイルール	134

わ

ワルファリン関連腎症	150

著者略歴

今井 直彦（いまい なおひこ）

腎臓内科医。1999 年に慶應義塾大学医学部を卒業，2005 年より米国コロンビア大学セントルークス・ルーズベルト病院内科レジデント。2008 年より米国ミネソタ大学腎臓高血圧内科フェロー，2011 年より聖マリアンナ医科大学腎臓高血圧内科。著書に『極論で語る腎臓内科』（丸善出版），編書に『Hospitalist Vol.6 No.1 2018＜特集：腎疾患 2＞』，『腎臓内科医のための腎移植の診かた』（中外医学社）など。

塚原 知樹（つかはら ともき）

腎臓内科医，ブロガー。2005 年に慶應義塾大学医学部を卒業，2008 年に渡米。2011 年にアリゲニー総合病院で内科レジデンシーを修了。2013 年にアイオワ大学病院で腎臓内科フェローシップを修了（同年，Fellows As Clinician Educators プログラムを修了）。2016 年よりつくばセントラル病院腎臓内科。ブログ『SZD』（単著，ttkszd.blogspot.com），『僕たちのキセキ』（共著，bokutachinokiseki.blogspot.com）を更新中。訳書に『医のアート　ヒーラーへのアドバイス』（中外医学社）。

腎臓診療の考具箱

臨床に役立つ148本   定価：本体 3,800 円＋税

2019 年 9 月 28 日発行 　第 1 版第 1 刷 ©

著　者	今井　直彦
	塚原　知樹

発行者　株式会社メディカル・サイエンス・インターナショナル

　　　　代表取締役　金子　浩平

　　　　東京都文京区本郷 1-28-36

　　　　郵便番号 113-0033　電話(03)5804-6050

印刷：双文社印刷／本文デザイン：岩崎邦好デザイン事務所／
表紙装丁・イラスト：ソルティフロッグデザインスタジオ(サトウヒロシ)

ISBN 978-4-8157-0171-0　C3047

本書の複製権・翻訳権・上映権・譲渡権・貸与権・公衆送信権(送信可能化権を含む)は(株)メディカル・サイエンス・インターナショナルが保有します。本書を無断で複製する行為(複写，スキャン，デジタルデータ化など)は，「私的使用のための複製」など著作権法上の限られた例外を除き禁じられています。大学，病院，診療所，企業などにおいて，業務上使用する目的(診療，研究活動を含む)で上記の行為を行うことは，その使用範囲が内部的であっても，私的使用には該当せず，違法です。また私的使用に該当する場合であっても，代行業者等の第三者に依頼して上記の行為を行うことは違法となります。

|JCOPY| 〈出版者著作権管理機構 委託出版物〉

本書の無断複製は著作権法上での例外を除き禁じられています。複製される場合は，そのつど事前に，出版者著作権管理機構(電話 03-5244-5088，FAX 03-5244-5089，info@jcopy.or.jp)の許諾を得てください。